ENTENDENDO A DOR NAS COSTAS

Entendendo a
DOR NAS COSTAS

Cezar Oliveira

Bernardo Scaldini Oliveira

Rafael Theodoro

Editora Casa Flutuante

São Paulo, 2023

AGRADECIMENTOS

Quando decidi ser um especialista em coluna vertebral, era um jovem aspirante a ser um dos melhores, com o desejo genuíno de ajudar o maior número de pessoas a lidar com sua dor. Este alarme constante que indica a necessidade de atenção e se aprofunda tanto que pode causar grandes transformações e impactar negativamente a vida de uma pessoa. Por mais de trinta anos tenho atendido pacientes com diferentes níveis de problemas e dor nas costas, mas por meio destas páginas espero alcançar ainda mais pessoas e colaborar, mesmo que à distância, para elucidar seus momentos de enfrentamento e indicar o caminho para a cura.

Agradeço à minha esposa Bianca, por sempre estar ao meu lado, compreender, orientar e apoiar minhas decisões. Com ela construí um lar e divido a alegria de uma vida plena. À minha filha querida, Amanda, por me proporcionar tanto amor, me forçar a crescer como pai e homem e me ensinar a ser melhor. Ao meu filho amado, Bernardo, por sua amizade, por dividir comigo seu tempo, me permitir ensinar sobre a vida e também a aprender com seu crescimento enquanto trilharmos juntos nessa profissão.

Grato sou também aos meus pacientes, por confiarem no meu trabalho, dividirem comigo a sua dor e me permitir conhecer suas especificidades para buscar a melhor solução para cada caso. Muito mais do que ganhar a expertise em cada atendimento, minha felicidade se eleva quando sei que colaborei para minimizar as suas dores. À minha equipe, que de forma muito profissional atua ao meu lado, defende e emprega a abordagem humanizada e personalizada que acredito ser o melhor caminho para entender o que passa e, assim, ajudar verdadeiramente nossos pacientes.

Por fim, agradeço aos meus colegas autores e a colaboração especial do amigo Dr. Rafael Loduca, por acreditarem neste projeto e compartilharem comigo as linhas a seguir.

Cezar de Oliveira

SUMÁRIO

PREFÁCIO MÉDICO

A leitura é um hábito essencial à humanidade e o registro escrito, por sua vez, é o que assegura o progresso contínuo da civilização.

Aqueles que se dedicam a isso, pois, demonstram não apenas a preocupação consigo próprio, mas com a coletividade.

É uma honra comentar esse livro, que julgo de importância fundamental para a nossa população.

De forma objetiva, clara, "cirúrgica", os autores conseguem fazer um panorama geral de um dos males que mais assolam a população mundial, a dor nas costas.

Com uma linguagem fluida, percorrem desde as causas, os diferentes tipos até as modalidades terapêuticas, inclusive a moderna medicina regenerativa.

Me resta apenas parabenizá-los pelo excepcional trabalho e pela habilidade incomum em traduzir um assunto tão complexo em uma linguagem acessível a todos, e não apenas aos de formação na área de saúde.

Que seja o primeiro de outros livros deste seleto e diferenciado grupo de autores!

Paulo Porto

PREFÁCIO PACIENTE

Quando eu tinha 16 anos, surgiu um acontecimento inesperado e que marcaria minha vida por mais de duas décadas.

Era o ano de 2000 e a cultura pop fervia com filmes como *Matrix, X-Men e Corpo Fechado*, músicas como *Dormi na Praça*, da dupla Bruno & Marrone, *Ana Julia*, da banda Los Hermanos, e *Music*, da Madonna. Eu era um jovem focado, determinado e sabia desde muito cedo não só onde queria chegar, mas também a feroz concorrência que teria de vencer para construir uma carreira de sucesso na televisão. Precisava de um preparo completo: intelectual, mental e físico. E não esperava que um desses três pilares me deixasse na mão.

Foi após um treino de academia que, ao dia seguinte, não consegui levantar da cama, com uma dor violenta e paralisante, diferente de tudo que havia sentido até então. Descobri o que me acompanharia por muitos anos que viriam: uma hérnia de disco póstero-central na coluna vertebral. O disco herniado estava na altura da região lombar com a sacral, entre as vértebras L5 e S1.

Foram inúmeras sessões de fisioterapia para tentar evitar uma temida cirurgia. Quantos de nós já não ouvimos falar sobre o "risco de mexer na coluna"? "Você pode ficar paralítico!", dizem por aí.

Assim, a consciência corporal veio menos por vontade, e mais por necessidade. Passei a observar as diferentes manifestações das dores associadas à hernia de disco. Como, quando e porque aconteciam. Entendi os sintomas, as causas das crises e colecionei informações que me ajudavam a minimizar os episódios — ou agir rapidamente quando eles surgiam. Passei a conhecer melhor meu corpo e meus limites. Como resultado, não consegui superar a dor. Mas aprendi a conviver com ela.

E foi assim durante toda minha jornada profissional. Enquanto a carreira deslanchava e grandes sonhos eram materializados na comunicação, fisicamente as dores me acompanhavam a cada passo. A hérnia era a pedra no meu sapato ao longo da minha caminhada. A pedra não te impede de andar, mas torna o trajeto muito mais penoso.

A história mudou de forma definitiva aos 38 anos. Em março de 2022 eu estava longe de casa, em outro país e meu filho Leo De Nuccio tinha menos de um mês de vida. Tudo era novidade naquela doce aventura de pai de primeira viagem.

Momentos que nos fazem valorizar os detalhes e pensar na importância e delicadeza da vida. Minha responsabilidade, do dia para a noite, aumentou drasticamente. Uma nova vida agora dependia de mim — e por muito tempo. Saúde voltou a ser uma prioridade. E uma preocupação não saia da cabeça: "Não posso jamais deixar que uma hérnia de disco me impeça de pegar meu filho no colo!".

Mas, junto com o pensamento, e interrompendo a comemoração daqueles mágicos momentos da chegada do primogênito, veio sem aviso uma dor insuportável, que só encontrava paralelo naquela que senti aos 16 anos, no início de toda essa história. Não havia posição que amenizasse o sofrimento ou postura que trouxesse alívio.

A volta ao Brasil precisou ser antecipada. Planos foram alterados. Um retorno de emergência, aos tropeços, e direto para o hospital. Os exames de imagens confirmaram que a hérnia havia evoluído para uma extrusão volumosa que passou a pressionar um importante nervo de forma severa, condizente com a intensidade brutal da dor — onde duas seringas de morfina pareciam fazer o mesmo efeito de uma aspirina.

E assim, mudamos os planos. Se a intenção inicial era realizar um procedimento conhecido como "bloqueio e infiltração" — que consiste em anestesiar, interromper a comunicação de dor que o nervo emite para o cérebro e injetar medicamentos diretamente no local afetado — agora seria necessário seguir com uma discectomia, para retirar essa parte da hérnia que comprimia meu nervo. Seria a segunda cirurgia do tipo em menos de dois anos. *Ok, vamos logo com isso!* — pensei. Ao acordar da cirurgia, o alívio completo e a ausência de dor.

Mas a hérnia de disco tem um comportamento traiçoeiro. É difícil prever se ela vai retroceder, ficar no lugar, ou sair de novo e causar novamente todo o estrago (como já havia acontecido comigo uma vez). Somava-se a isso o histórico do meu disco, há mais de vinte anos "danificado". Resolvemos que havia chegado o momento de uma ação mais definitiva — substituir essa "engrenagem". Com o avanço da tecnologia e da medicina, o Dr. Cezar de Oliveira realizou um procedimento que permitiu retirar o disco e colocar em seu lugar um artificial, que se integra totalmente ao corpo e age como parte da coluna.

Quem convive com dores por quase uma vida, aprecia cada minuto em que essa dor cessa de existir. Olhando no retrovisor, penso apenas que senti mais dores do que devia, e tive mais limitações físicas do que precisava. Com a experiência de tantos anos, tratamentos, medicamentos e 3 cirurgias, digo com conhecimento de causa: deveria ter adotado este caminho antes.

Brinco que agora sou um pouco biônico. Sem dor, sem hérnia discal, voltando a jogar tênis... e sem qualquer problema para pegar meu filho colo.

A vida é feita para ser plena. Com o menor nível de restrição ou limitação possível. Eu sei o que é viver com limitações físicas em decorrência de uma hérnia na coluna, e sei o que é se livrar delas. Acreditem, a segunda opção é muito melhor.

Aproveite a leitura para conhecer a sua dor nas costas, entender seus mecanismos e saber o que fazer para lidar com ela. Cuide-se bem!

Dony De Nuccio

INTRODUÇÃO

Para começarmos a sua leitura deste livro, gostaríamos de propor uma rápida reflexão: tente lembrar-se de uma vez que você sentiu dor nas costas. Agora observe se o sintoma surgiu "do nada" ou depois de uma postura ruim, ou, ainda, após algum exagero em levantar ou carregar algo pesado. Essa dor foi passageira ou persistiu por meses?

Se você ainda não passou por isso, certamente conhece alguém que enfrenta ou enfrentou este problema. Afinal, dor na coluna é uma condição extremamente comum: cerca de 84% das pessoas vão experimentá-la ao menos uma vez na vida, sobretudo na região lombar. No entanto, esses números podem ser ainda maiores, porque menos de 60% dos afetados procuram tratamento. De tão comum, tornou-se um dos principais motivos que limitam os movimentos e incapacitam pessoas a exercerem seus trabalhos, levando-as a se ausentar. Isso demonstra como essa questão ultrapassa a esfera da saúde e implica também em perdas micro e macroeconômicas.

O questionamento que fizemos acima, juntamente com uma série de outras perguntas necessárias, é importante por alguns motivos:

• Ajudar você no autoconhecimento sobre sua saúde;

• Entender como as dores podem ser diferentes;

• Como estes sintomas se manifestam no organismo;

• Compreender as possíveis causas do problema;

• Conhecer as opções de tratamento e escolher o mais adequado.

A partir destas reflexões, guiaremos você por informações que não apenas ajudarão a compreender e a pensar sobre o *problema*, mas também sobre *saúde*, prevenção e alcance de uma vida com qualidade.

Por observarmos, na prática clínica, o impacto significativo que a convivência com a dor nas costas pode ter na rotina de cada pessoa, pensamos além do sintoma e buscamos tratar e orientar o paciente em cada aspecto que permita restaurar o seu bem-estar. Nos capítulos a seguir, você vai conhecer os fatores que contribuem para a dor na coluna, doenças e lesões que mais afetam essa região do corpo, além de opções de tratamentos e mudanças de hábitos que podem ajudar.

Desejamos uma agradável e proveitosa leitura!

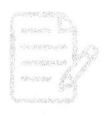

" ————————————

NESTA SEÇÃO:

- Descubra os motivos que colaboram para a dor nas costas

- Entenda como o desempenho do seu trabalho, atividades físicas, consumo de alimentos outras substâncias, qualidade do sono e até mesmo a saúde mental interferem na dor nas costas

- Saiba que seus hábitos determinam se você estará mais ou menos propenso à dor nas costas e um ajuste na rotina pode te ajudar a se livrar dela

———————————— "

POR QUE AS COSTAS DOEM?

É comum pensar que a dor nas costas está relacionada exclusivamente à saúde física, de modo a acusar o sedentarismo e o envelhecimento como os principais causadores dessa questão. De certa forma, esses são fatores que podem contribuir, porém, diversas outras razões devem ser levadas em conta, como: questões psicológicas; genéticas; hábitos do cotidiano, como tabagismo; ou até mesmo a profissão e as condições em que é exercida.

Os aspectos físicos relacionados à dor na coluna estão diretamente vinculados ao dia a dia e à categoria de atividades que as pessoas praticam. Alguns exemplos incluem: erguer pesos e objetos, realizar movimentos forçados e repetidos, passar longos períodos em situação de vibração corporal e posturas estáticas, má execução em atividades de flexão (inclinar para a frente), extensão (inclinar para trás) e torção da coluna. Todas essas situações podem desencadear lesões em diversas partes anatômicas, como ossos, discos intervertebrais, articulações, ligamentos, músculos, estruturas neurais e vasculares, como veremos a seguir.

Uma profissão que exige muito esforço físico da coluna pode gerar dores se realizada de maneira intensa e repetitiva, mas outras atividades mais estáticas ou com excesso de vibração corpórea também podem implicar nesse tipo de dor. Um exemplo desta situação está em um dos ofícios que mais tem se popularizado nos últimos anos, que é o de motorista de aplicativos de celulares. Aqueles que tiram seu sustento dessa atividade, geralmente, passam exaustivas horas de seus dias sentados sobre tremores constantes dos motores de seus carros, muitas vezes em ruas irregulares e esburacadas, condição relevante para o mal-estar da coluna. Não é raro que estes trabalhadores encerrem o dia com as costas doloridas. Os profissionais de escritórios, por sua vez, podem sofrer por ficarem muito tempo parados na mesma posição, pois, na maioria das vezes, não é o ideal para a postura. Seria importante para a saúde da coluna que nestes ambientes de trabalho houvesse intervalos esporádicos, a cada 40 a 50 minutos, para que as pessoas pudessem se levantar, alongar as costas e trocar de posição.

Quanto ao sedentarismo, você já sabe que se trata de um dos maiores males da sociedade contemporânea, não é mesmo? Associado a diversas doenças cardiovasculares, a agressão à coluna é apenas outra consequência desse estilo de vida. Movimentar-se é preciso! E não apenas para a saúde da coluna vertebral, mas para todo o corpo e mente. Se você não gosta de certo tipo de exercício, não tem problema, com a enorme variedade existente você certamente encontrará uma alternativa que agrade, fortaleça seus músculos e promova saúde. A musculatura das costas, por exemplo, desempenha um importante papel para auxiliar na sustentação da postura e precisa ser trabalhada. É importante ter em mente, no entanto, que o fortalecimento destes músculos como prática constante favorece o fim da dor nas costas e de muitas outras doenças, mas se o intervalo for mais esporádico o resultado pode ser o oposto e aumentar os problemas na coluna. Isso acontece porque a musculatura precisa de uma estrutura para receber esses exercícios de grande esforço — algo que se consegue com constância — assim como precisa de um preparo físico prévio, como alongamento. Quem não está habituado ao exercício deve cuidar para não exagerar nos pesos, criar uma rotina para alcançar o resultado desejado e, assim, evitar dores e lesões. Como você pode perceber, tanto movimentos exagerados quanto nenhum movimento podem resultar em danos à coluna e em consequentes dores nas costas. É preciso haver *equilíbrio*, conquistado por meio de conhecimento, decisões e atitudes corretas.

Pense na relação entre a dieta e a saúde da coluna: por meio da alimentação todo o organismo humano é mantido. Logo, uma dieta ruim será prejudicial em qualquer aspecto. As vértebras da coluna, por exemplo, são formadas por ossos que necessitam de cálcio para se manterem saudáveis. O corpo absorve esse nutriente de certos alimentos que você consome, como laticínios, mas também precisa da Vitamina D para incorporá--lo aos ossos. Essa vitamina é principalmente obtida através da exposição diária ao sol. Isso quer dizer que é necessária a combinação do alimento com a exposição solar. Não é maravilhoso observar como tudo está interligado e deve ser considerado para as nossas decisões diárias? Desenvolver hábitos saudáveis, em todos os setores da vida, é mais do que necessário para prevenir e controlar as dores nas costas.

O tabagismo é um dos muitos exemplos que poucas pessoas imaginam que pode estar relacionado à saúde da coluna vertebral, embora se saiba que traz consequências negativas a diversas partes do corpo. Na coluna, aumenta o desgaste dos discos intervertebrais, que são como molas que amortecem os impactos entre as vértebras, gerados pelos nossos movimentos. O aumento da desidratação e degeneração já são suficientes para prejudicar esse funcionamento e criar o cenário ideal para o surgimento de outras doenças nessa estrutura.

Dormir bem é outro hábito que talvez você não imagine, mas que sim, interfere na saúde da coluna. Estudos já indicaram haver relação da privação ou quebra do sono com o início ou aumento de dores nas costas, como também aumento de sensibilidade para dores nocivas — que são aquelas que podem causar danos ao corpo. Isso ocorre porque o sono desequilibra a produção de hormônios, situação que resulta em rigidez na musculatura, dor nas costas e consequente limitação de movimentos.

A saúde mental também está relacionada à coluna vertebral, mas ainda é um tema pouco explorado no momento da escrita desse livro. A depressão é reconhecida pela Organização Mundial da Saúde (OMS) como uma das maiores doenças no século, acometendo um elevado número de pessoas globalmente. Além de todo seu efeito no estado emocional, ela também impacta fisicamente, como em dores na coluna geradas pelo excesso de estresse, ansiedade, angústia e negatividade. Isso ocorre pela relação entre as emoções e as reações que elas promovem no corpo humano, a nível bioquímico. Pesquisadores apontam para um possível estímulo de mão dupla, isto é, a depressão gerar dores na coluna e as dores na coluna gerarem depressão. Há também indícios de que essas emoções negativas também possam causar transformações no tipo da dor manifestada na coluna, que deixa seu estado inicial agudo e passa ao tipo crônico. Vamos falar sobre as dores mais à frente. Enquanto isso, voltamos à observação de que tudo está relacionado e que cuidar da saúde mental também é fundamental para a saúde da coluna vertebral, assim como vimos que sedentarismo e envelhecimento são apenas alguns dos muitos fatores envolvidos nos problemas de coluna. Ter essa estrutura saudável vai depender da maneira como você vem cuidando dela e das diferentes esferas da sua saúde ao longo da vida.

A boa notícia é que seus hábitos são uma ferramenta poderosa para extinguir essa dor e que também o fato de que, com a evolução tecnológica, a medicina vem se aprimorando e apresentado cada vez mais opções de tratamentos. Dos cuidados que podem ser tomados dentro da sua própria casa até as opções alternativas, ao longo do livro comentaremos um pouco sobre as formas para aliviar ou até mesmo acabar com a sua dor nas costas.

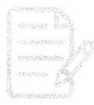

NESTA SEÇÃO:

- O que fazer e a quem recorrer em situações de dor nas costas

- Aspectos e tipos de dor nas costas

- Observação para o autoconhecimento em relação à própria dor

- Como a dor surge no corpo humano

- Fatores psicológicos que devem ser investigados para compreender a dor em cada pessoa

CONHEÇA AS MUITAS FACETAS DA DOR E APRENDA A IDENTIFICÁ-LA

Antes de iniciarmos a explicação para a compreensão da dor nas costas, saiba que embora muitas vezes ela possa ser tratada de forma simples, em outras acompanha sintomas que indicam emergência médica. Separamos alguns destes sintomas, que, se você observar, recomendamos que procure um serviço de saúde imediatamente:

- *Dormência na sua região genital;*
- *Fraqueza progressiva nos braços ou pernas;*
- *Febre alta que não responda aos medicamentos recomendados;*
- *Falta de controle da bexiga ou intestino.*

Também se você já recebeu o diagnóstico de dor crônica nas costas e sente que piora com algum movimento diferente, é importante consultar um médico para avaliar a situação e evitar danos maiores.

O QUE FAZER IMEDIATAMENTE EM SITUAÇÕES DE DOR NAS COSTAS?

Diversos tratamentos para dor podem começar com ferramentas encontradas dentro de sua própria casa, como gelo e calor. Usar o gelo no local dolorido ajuda a reduzir o processo inflamatório, por isso deve ser utilizado assim que a dor começa. Já o calor pode ajudar na circulação sanguínea, aliviando rapidamente a dor dos músculos. Outra forma de minimizar e cuidar da dor nas costas em casa é pela realização de alongamentos e exercícios, orientados por um profissional para que sejam executados de forma correta.

Devido à grande presença da dor nas costas em nossa sociedade, muitos profissionais se especializaram em proporcionar o seu alívio, por meio de algumas ações locais. São eles: fisioterapeutas, massagistas e quiropraxistas. Os médicos, por sua vez, têm atuação mais focada em investigar o que causa este sintoma, para prescrever os medicamentos e outros tratamentos mais adequados ao paciente. Muitas vezes, poderá orientar sobre as mudanças que devem ser realizadas na rotina, para alcançar a melhora. Alguns médicos tornaram-se, também, especialistas em dor. Capacitam-se em variadas opções de tratamento, incluindo cirurgias que, em último caso, poderá ser recomendada para combater o problema.

Existem também as vias alternativas, ou seja, que fogem da medicina convencional e que muitas vezes podem ajudar. Esses tratamentos estão presentes na sociedade há muito tempo, como a acupuntura. No entanto, recomendamos que antes de procurar por estas modalidades, leia e estude mais sobre essa terapia em particular, pois não a abordaremos de forma tão significativa nesse livro.

ASPECTOS GERAIS DA DOR

Cada pessoa é única e especial neste planeta. Muito além das estruturas físicas, somos compostos por energia, sentimentos e o resultado de cada experiência de vida, que formam nossa percepção e sentidos sobre cada coisa, incluindo a dor. Desse modo, a forma que a dor afeta uma pessoa pode não ser percebida da mesma forma por outra pessoa, afetada de forma semelhante. Por isso a dor na coluna é extremamente individual. Você já viu que os hábitos de vida estão diretamente relacionados a ela. Por estas múltiplas possíveis causas e necessidade de investigação profunda da vida de cada paciente, essa dor se torna difícil de ser diagnosticada. Isso promove um efeito dominó: muito tempo na investigação das causas pode levar a um estresse e frustração, pela continuidade do sintoma; que com o tempo pode ter a intensidade agravada; que dificulta o desempenho das tarefas do dia a dia; que aumenta a preocupação do paciente; que prejudica a qualidade do sono; que podem resultar em episódios de ansiedade e depressão. Essa espiral de sintomas interfere diretamente na disposição, felicidade e, especialmente, na qualidade de vida da pessoa com dor nas costas.

Tendo isso em mente, é importante compreender que será, muitas vezes, difícil extinguir a dor de uma só vez e que, durante a investigação das causas, o objetivo do tratamento será reduzir essa dor gradualmente, para ajudar o próprio corpo a se curar. Portanto, compreender os aspectos da dor é um importante passo para começar a combatê-la, e por fim, alcançar a cura.

AGUDA OU CRÔNICA?

No meio médico costumamos diferenciar a dor em duas grandes categorias: aguda e crônica. A dor aguda é aquela que aparece forte, de repente, persiste por alguns dias e semanas e depois some. Já a dor crônica é menos severa, porém tem duração maior, cerca de três meses ou mais.

Na coluna, a dor aguda, geralmente mais intensa, pode permanecer por dias ou até mesmo semanas, mas eventualmente irá passar. No entanto, a dor aguda possui uma taxa de recorrência de 50 a 80% dos casos. Com o passar do tempo, se não tratada, ela pode aumentar tanto em gravidade quanto em duração, com episódios cada vez maiores.

Já a dor crônica permanece por um longo período, que pode ser de meses ou até anos, o que é bem preocupante. Esse tipo afeta muito mais do que a qualidade de vida da pessoa: prejudica o sistema nervoso, de modo a torná-lo muito mais sensível. Mas o que isso significa? Se o sistema nervoso alcançar um estado de hipersensibilidade, qualquer fator estressante ao físico, como sua percepção a arranhões e pequenos ferimentos, será sentido de forma muito mais intensa. Esse é um dos motivos pelo qual devemos ficar atentos à dor, para tratá-la o mais cedo possível. Afinal, quem sente dor não está saudável e você não deve se acostumar com ela.

PRESTE ATENÇÃO À SUA DOR

Vamos imaginar uma situação hipotética onde você, ao levantar-se de manhã, sente dor; senta para tomar café e sente dor de novo; segue o dia e realiza todas as pequenas atividades com dor. Saiba que isso não é normal, pelo contrário: mostra que ela limita a sua vida e as suas vontades, pois faltará disposição para realizar mais tarefas que você gostaria ou estaria comprometido a fazer. Este é o momento de buscar alívio e entender as causas o quanto antes. Uma boa dica que pode ajudar em suas observações é anotar o quão forte doeu a sua coluna. A escala a seguir é uma das principais ferramentas para observar a severidade da dor. Vale lembrar que essa é uma experiência única no seu corpo, portanto somente você poderá descrever a intensidade com maior precisão. A escala numérica vai de 0 a 10, sendo 0 uma condição sem dor alguma e o 10 uma dor insuportável, que já te prejudica e te impede de realizar praticamente qualquer coisa de sua rotina. Este grau é uma condição mais rara para a maioria das pessoas, mas pode acontecer.

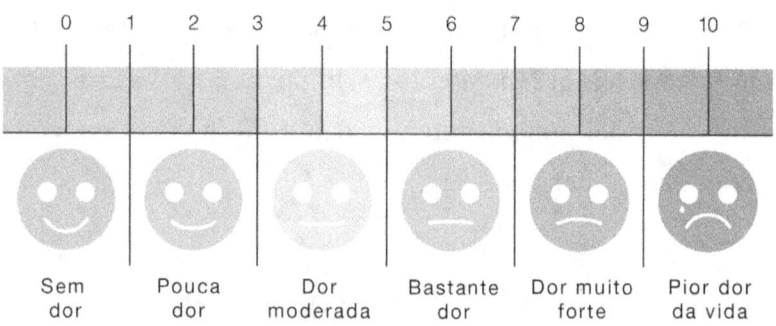

Outra forma de combater essa dor é manter um caderno com anotações específicas de sua condição, como se fosse um diário com data e horário. Isso será extremamente útil para o seu médico descobrir a causa e tratá-la de modo mais rápido e eficiente possível. Aqui estão algumas das perguntas que dizem muito sobre a sua dor:

• Onde se localiza?

• Segundo a escala numérica, qual a intensidade?

• O que você realizava ou passava no momento em que sentiu a dor?

• O que faz a dor melhorar?

• O que faz essa dor piorar?

• Descreva a dor, ela se comporta como queimação, choque, pontadas...

• A dor está indo para alguma outra parte do seu corpo?

• Qual era o seu estado emocional no momento em que sentiu a dor?

Ao responder isso, você ajudará o seu médico a descobrir o que há de errado com a sua coluna e também facilitará a reflexão sobre o seu tratamento, se está sendo efetivo ou precisa de ajustes.

DOR BIOLÓGICA

Você já parou para pensar sobre o que é a dor e como ela surge no organismo? Para começar, podemos defini-la como uma sensação desagradável, que envolve um estado emocional e que pode ou não acompanhar uma lesão que desperta esse sentido. Em outras palavras, quando você se machuca ou está enfermo, ao sentir dor você sai do seu humor habitual e fica abatido. A manifestação da dor no corpo humano acontece, especialmente, porque os neurônios — que são células pertencentes ao sistema nervoso — desempenham o importante papel de comunicar ao cérebro as coisas que acontecem no organismo. Se ocorre um dano, elas agem como sensores que rapidamente o identificam e enviam sinais ao cérebro de que ali aconteceu algo anormal. Ao receber este sinal, o cérebro dispara um alarme para te avisar que existe um problema a ser resolvido. Esse alarme é a dor. Ao bater o dedinho em uma quina, por exemplo, são os neurônios que enviam a mensagem ao cérebro para avisar sobre a batida. A reação vem em forma de dor, que poderá ser de leve à intensa, a depender da força envolvida no machucado.

Como você pode perceber, a dor é um componente importante para a proteção do corpo, sem ela você não saberia que algo está errado ou que teria que buscar uma solução. Outro exemplo é acontecer por reflexo, na sensação que se tem ao tocar em algo quente. Dentro deste processo de comunicar a dor, alguns neurônios que desempenham papéis específicos de inibir e outros de potencializá-la, são ativados, conforme a gravidade da situação. É aí que entra o papel dos medicamentos específicos para aliviar a dor. A atuação deles está diretamente relacionada com esse mecanismo, de modo que se você quiser extinguir a dor, receberá a prescrição de remédios que vão inibir os nervos potencializadores ou, ainda, estimular os nervos inibidores da dor. Assim, enquanto o medicamento estiver no organismo e em efeito, a pessoa poderá ter a sua dor controlada.

Um fato curioso que vale a pena comentar: você já sabe que o cérebro é o responsável por interpretar a mensagem e emitir o alerta de dor. Mas você sabia que concentrar o seu pensamento na ideia de que a dor não é tão intensa, pode fazer com que o cérebro a minimize? Isso acontece porque ele aceita o comando do seu pensamento e manda impulsos para ativar os neurônios inibidores, que resulta no alívio da dor. Porém, o contrário também vale e esse é um dos muitos fatores psicológicos relevantes para compreender e tratar a dor.

ATRIBUTOS PSICOLÓGICOS DA DOR

Nossas condições psicológicas, como as emoções, influenciam diretamente nas reações biológicas e químicas do corpo, sobretudo em situações de dor. Há diversos estudos que relacionam as dores de coluna com as questões psicológicas, como em casos de pessoas que vivenciaram situações traumáticas e abusivas tanto psicológicas quanto sexuais, situações de estresse, raiva e medo. Todos esses cenários criam condições para o desenvolvimento da dor psicológica. Isso se dá porque a depressão e os sintomas de dor manifestados pelos processos psicossomáticos (de origem psicológica e emocional que resulta em sintomas físicos) propiciam maior sensibilização à dor. É importante destacar o quanto a dor psicológica ou psicossomática é real e afeta negativamente a vítima. Por originar-se na mente, não é incomum que os outros julguem culpados a quem a sente, como se fosse algo imaginário ou inexistente, o que é completamente errado. As dores psicossomáticas são reais, podem fazer com que o indivíduo sinta tipos e intensidades tão fortes quanto as dores relacionadas a fatores corporais. Dessa forma, é crucial que o paciente não se culpe por senti-la, além de buscar tratamento para ela como buscaria para qualquer outra dor. O objetivo é evitar a espiral de sintomas que vimos anteriormente, onde a dor provoca depressão, assim como a depressão cria e aumenta a dor. Uma abordagem de tratamento que considere os aspectos corporais/somáticos tanto quanto os psicológicos da pessoa, pode se mostrar uma importante ferramenta na busca para curar esse tipo de dor. Afinal, como discutimos aqui, a mente e o corpo são interligados e o que afeta em um impacta no outro, de modo que ambos precisam de igual atenção quando se pensa em equilíbrio para redução da dor e alcance da qualidade de vida.

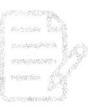

NESTA SEÇÃO:

- A importância de conhecer a coluna vertebral

- Conheça sua estrutura física

- Desvende seu funcionamento

ANATOMIA DA COLUNA VERTEBRAL: ENTENDA SUA ESTRUTURA E FUNCIONAMENTO

Quando dizem que conhecimento é poder, é porque ele permite que você use a informação para beneficiar a si e a outros. Ao pensarmos na coluna vertebral e na importância de entender sua anatomia, podemos elencar alguns bons motivos que fazem com que este conhecimento seja uma vantagem para você: prevenção de lesões e auxílio no diagnóstico. Conhecer a coluna vertebral poderá levar você a ter mais cuidado ao realizar suas atividades cotidianas e, até mesmo, evitar posturas e ações que possam lesioná-la. Nós, profissionais da saúde, utilizamos diversos mecanismos e testes para rastrear a possível origem da dor, que como você já viu nos capítulos anteriores não é algo tão simples. Logo, caso você saiba o básico de anatomia, compreenderá alguns destes testes e poderá colaborar com mais detalhes sobre o que sente e favorecer um diagnóstico mais preciso.

É importante ter em mente que, de acordo com a sua conduta de cuidados, nos anos futuros sua coluna poderá estar forte e te amparar em todas as atividades e posturas. Quanto mais você souber sobre ela, melhor poderá agir e mantê-la saudável.

COMO É A COLUNA?

A coluna espinhal, sinônimo de coluna vertebral, é uma estrutura forte e flexível, com diversos e importantes propósitos. Sua força possibilita sustentar o peso da cabeça e dos membros superiores do corpo, enquanto a flexibilidade permite que se possa andar, mover-se em diferentes direções e realizar atividades simples, como abaixar para pegar algo. Sem ela, o ser humano andaria apenas de maneira restrita. A proteção da medula espinhal é outra tarefa de extrema importância atribuída à coluna. Isso porque a medula é o componente que relaciona o cérebro com a maioria do corpo, tanto para permitir movimentos voluntários, quanto para a percepção externa, por exemplo, sentir a textura e a temperatura de um objeto com o toque da mão. Essa ramificação sai de uma cavidade no cérebro e segue por dentro da coluna, pelo canal vertebral até o início da região lombar.

A coluna é composta por 34 vértebras: 24 articulares e outras 10 fixas, fundidas em uma base (sacrais e coccígeas). As

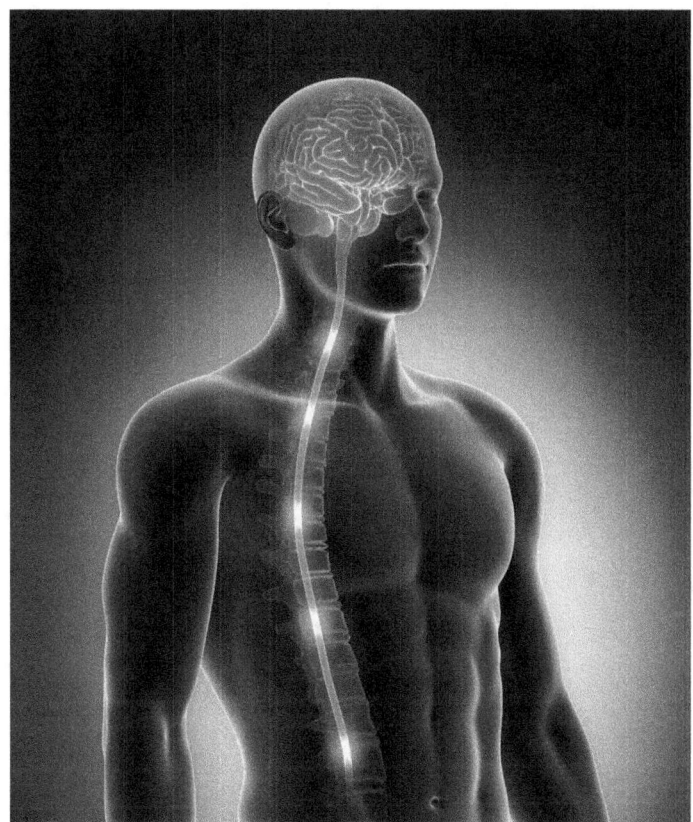

articuladas possuem um formato de duplo S, se observada de perfil. A coluna pode, ainda, ser divida em quatro partes: cervical, torácica, lombar e sacral. Cada uma dessas partes contém um certo número de vértebras com características diferentes. O aspecto da coluna em possuir um formato de "S", auxilia na sua resistência, absorção de impactos — quando pulamos ou corremos — e auxilia no equilíbrio do corpo. As curvas na coluna podem variar, porém, uma curvatura exagerada pode se tornar um problema de saúde.

Coluna

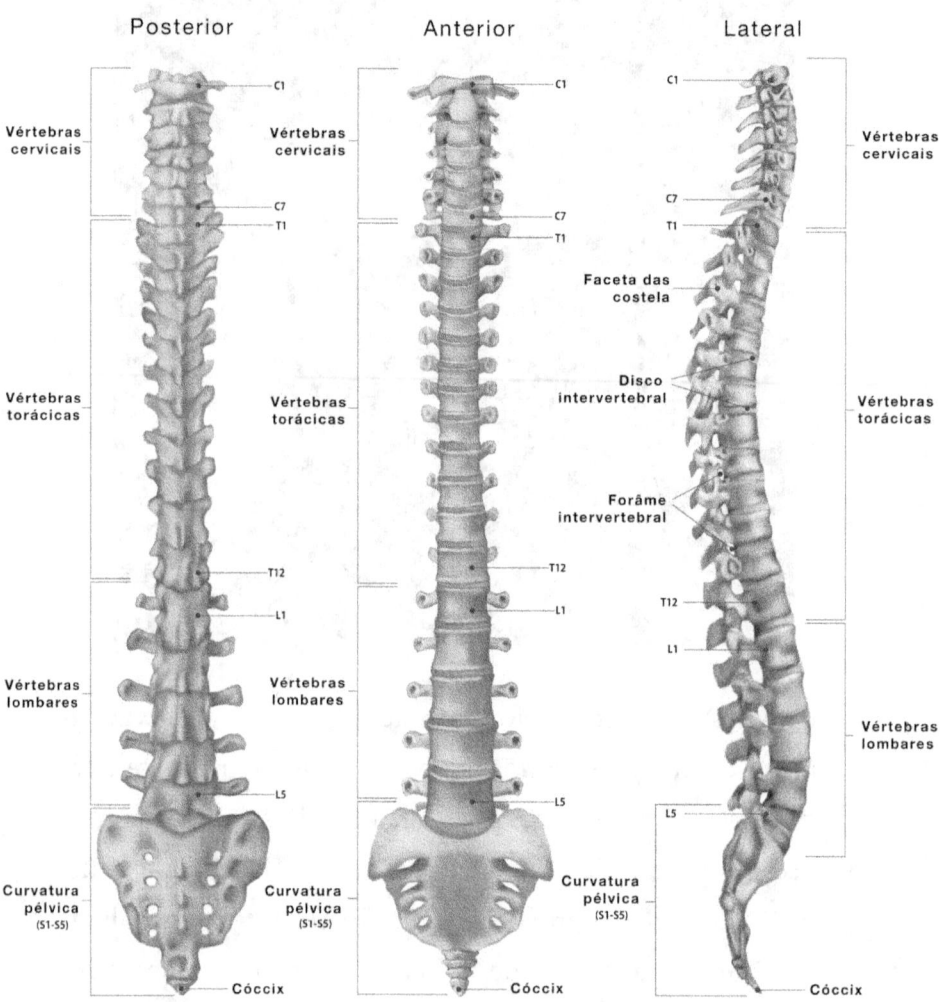

Posterior · Anterior · Lateral

Vértebras cervicais — C1 — C7 — T1

Faceta das costela

Disco intervertebral

Forâme intervertebral

Vértebras torácicas — T12 — L1

Vértebras lombares — L5

Curvatura pélvica (S1-S5)

Cóccix

As vértebras são ossos com um formato cilíndrico, dispostos verticalmente um em cima do outro para formar a coluna vertebral. A coluna espinhal mantém-se unida por meio de discos entre as vértebras, articulações facetárias, ligamentos e músculos.

OSSOS

Os ossos são componentes do corpo humano, constituídos pelos minerais cálcio e fosfato, além da água. Destacamos entre suas principais funções que auxiliam no movimento do corpo; atuam como eixos posturais para a fixação dos músculos; são responsáveis pela produção das células presentes no sangue (hemácias, leucócitos e plaquetas); e servem de proteção a outras partes do organismo, como o coração, o cérebro e, no caso da coluna vertebral, a medula espinhal.

A estrutura óssea é tão resistente que é mais dura do que o concreto. Isso por causa dos minérios cálcio e fosfato, que devemos consumir na alimentação para contribuir com a manutenção dos ossos. Ao contrário do que se aparenta, os ossos são "vivos", isto é, realizam constantemente atividades como a síntese de células, hemácias que percorrem o corpo distribuindo oxigênio; os leucócitos, que defendem o corpo contra microorganismos estranhos; e as plaquetas, responsáveis pela cicatrização de machucados pelo corpo. É só por meio dessas constantes atividades dos ossos que entendemos como um osso quebrado, o qual sofreu algum trauma, pode se recompor com o tempo.

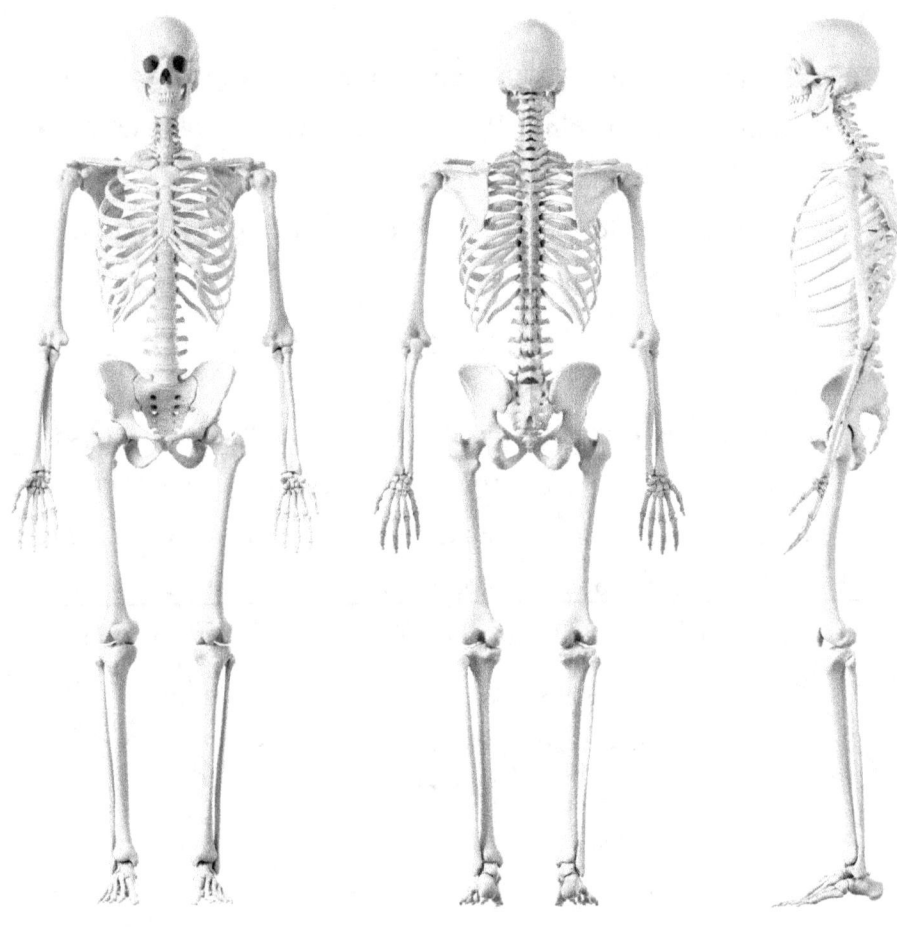

Ao nascer, nossa quantidade de ossos no corpo é maior que com o passar do tempo, pois alguns se fundem na medida que envelhecemos e formam uma estrutura óssea única. Isso ocorre com as vértebras sacrais e coccígeas, por exemplo. Assim, nascemos com 350 ossos e chegamos à fase adulta com 206 ossos, com formatos e tamanhos distintos, para adaptarem-se à função que vão exercer.

A conexão entre dois ossos é chamada de articulação. Na coluna, chamamos essa conexão entre duas vértebras de articulação facetária, que pode inchar e comprimir os nervos que passam entre as vértebras. Em alguns casos, este quadro é a causa da dor. A mobilização é o nome dado ao movimento realizado entre articulações. Nas vértebras, pode ser realizado para cima, para baixo, para os lados e movimentos rotacionais. O esqueleto é o componente que mantém a estrutura do corpo, sendo as cartilagens e discos intervertebrais peças que unem os ossos. Entretanto, é necessário outros componentes que irão colocar todas essas peças no lugar, como ligamentos, tendões e os músculos. Todos esses propiciam mobilidade e estabilidade, seja em maior ou em menor grau.

Apesar de as vértebras possuírem diferentes tamanhos e formatos entre si, como falamos anteriormente, por conta de possuírem algumas funções distintas, também apresentam algumas partes iguais, como o corpo vertebral e o arco vertebral. O arco pode ser subdividido no processo espinhoso — para imaginar, lembre-se de quando você se curva para a frente e pode contar os "espinhos" da coluna — e as faces articulares, que saem da lateral desse arco vertebral. Há um espaço entre o arco vertebral e o corpo vertebral, que chamamos de canal vertebral e é por onde passa a medula espinhal. Imagine um fio, que é encapado por um material mais resistente para proteger linhas mais finas sensíveis, que correm por toda sua extensão e permitem que seu aparelho eletrônico funcione. Se você apertar esse fio, as finas estruturas internas poderão ser rompidas e prejudicar o funcionamento do seu aparelho. Com esse canal acontece a mesma coisa: lesões e doenças podem causar um estreitamento, que vai resultar em compressão da medula que, como é formada por nervos, irá mandar sinais de dor para o cérebro. Além disso, existem canais que ficam nas laterais das vértebras, esses chamados forames intervertebrais, que abrigam raízes de nervos, que passam por essas aberturas. Esses canais tendem a ser estreitos, mas caso ocorra um estreitamento maior ainda, esses nervos podem ser pinçados e também resultar em dor.

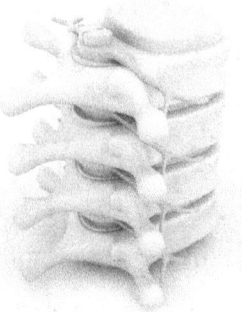

COLUNA CERVICAL

A coluna cervical compõe a parte do pescoço e é formada por sete vértebras, de C1 a C7. Esta última é, geralmente, o osso vertebral que mais se destaca. Podemos senti-lo facilmente ao rotacionar a cabeça para frente. A função da coluna cervical é, basicamente, sustentar a cabeça. Contudo, tal tarefa não é simples, por conta da cabeça pesar, em média, 6 kg. Por isso é importante que se mantenha a postura alinhada, já que se ficar errada por muito tempo ocorrerá desgaste dessa região e uma possível lesão dos nervos cervicais, com consequente dor de pescoço, comumente visto em trabalhos de escritório. As vértebras cervicais também permitem movimentar a cabeça em diversos sentidos, especialmente a C1, também conhecida como Atlas. Enquanto essa flexibilidade é benéfica, ela também pode ser maléfica por ser mais propensa a sofrer lesões, visto com frequência em acidentes automotivos.

COLUNA TORÁCICA

A coluna torácica é a região que se fixa nas costelas, localizadas no meio das costas, com 12 vértebras, de T1 a T12. Essa parte consegue, com facilidade, se mover para frente, mas apresenta dificuldades em se locomover para trás. Poucos problemas estão relacionados com essa região da coluna. Entretanto, pode apresentar uma curvatura excessiva, denominada cifose. Ela está atrelada a uma má postura, porém pode também decorrer de doenças. Geralmente, essa condição não causa tanta dor e pode ser corrigida por exercícios corretivos e alinhamento da postura. Problemas na parte torácica podem refletir em mau posicionamento da cabeça e repercutir em lesões cervicais.

COLUNA LOMBAR

A coluna lombar é a região que causa a dor na maioria das pessoas, formada por cinco vértebras, L1 a L5, e responsável por suportar a maioria do peso de seu corpo. Por conta dessa função, essas vértebras possuem o maior corpo vertebral. Esses ossos são feitos para andar, correr, sentar e levantar, de tal forma que todas essas atividades colocam esta região em risco de lesão. Para reduzir esse potencial negativo, é importante fortalecer os músculos das costas e do abdômen e, também, manter a flexibilidade da coluna e de todo o corpo. Uma boa condição muscular e flexibilidade são fatores essenciais no combate à dor lombar na coluna. A curvatura excessiva da lombar é denominada lordose. Isso gera uma maior pressão nas vértebras lombares e podem desencadear traumas nesses ossos. Doenças e má postura podem ser fatores que acarretam a lordose. É fundamental sentarmos de maneira correta para não sobrecarregar as vértebras lombares e impedir lesões que resultam em dores em seu dia a dia. Por exemplo: você deve se sentar com as pernas em um ângulo de 45°, as cadeiras devem ter apoio para a coluna lombar, os pés devem ser apoiados no chão ou em um acessório específico.

COLUNA SACRAL

A coluna sacral é formada por cinco vértebras sacrais que se fundiram ao longo do tempo e tornou-se, assim, apenas um osso em formato triangular, localizado entre a pelve. Essa apresenta uma curvatura que auxilia na sustentação do peso do corpo. A região coccígea, no fim da parte sacral, é constituída de três a cinco vértebras fusionadas. São comuns traumas nessa região quando se cai sobre a bunda, o que pode gerar coccidinia, uma condição acompanhada de muita dor.

CARTILAGEM

Os pontos de contato entre ossos são denominados cartilagem, cuja função é possibilitar a movimentação, ou seja, a articulação em uma determinada direção. A cartilagem é um tecido mole, macio e emborrachado que une os ossos nos locais de articulação, sem que ocorra desgaste do contato direto osso a osso. Na coluna vertebral posterior, as vértebras se articulam na sua parte superior, inferior e nas laterais, para possibilitar seus movimentos. Como já mencionado, as articulações entre as vértebras são denominadas articulações facetárias.

Caso a cartilagem sofra um desgaste excessivo, os ossos entram em contato direto, o que pode desencadear dores e deterioração desses ossos, devido ao excesso de atrito. Nas vértebras as faces articulares são recobertas por cartilagem, de tal maneira que seu desgaste pode causar prejuízos a essa estrutura. A osteoartrite e a artrite reumatoide são doenças relacionadas com essa possível perda da função da cartilagem.

As cápsulas articulares são outros componentes relacionados com a articulação da coluna: um líquido é produzido em seu interior, chamado sinovial. Esse fluido tem o propósito de lubrificar a articulação, local de muito deslizamento, para evitar lesões nessa região (a cartilagem também ajuda nesse propósito). Uma das possíveis lesões dessas cápsulas é seu rompimento, que pode resultar em cistos que comprimem os nervos, mas, na maioria das vezes, os mesmos podem, simplesmente, surgir.

ARTICULAÇÕES

Uma das articulações mais relevantes da coluna vertebral é a articulação sacroilíaca, que liga a região sacral da coluna com a pélvis, comumente chamada de cintura no cotidiano, e conecta-se especificamente com o osso ilíaco da pélvis. O osso ilíaco é fácil de ser palpado, pois se sobressai na parte de cima da pélvis. Existem ligamentos que ajudam na estabilização da parte sacral com a pélvis. Por conta disso, há uma movimentação limitada nessa articulação. A gravidez pode causar o afrouxamento dessa articulação, o que, caso não volte ao estado pré-gestação, pode desencadear problemas de instabilidade com o decorrer da vida. Em diversos momentos, a origem da dor nessa articulação é deixada de lado, mas essa sustenta um enorme peso que, a partir do excesso e por lesões por levantamento, afetam negativamente a articulação. Há, também,

músculos que se prendem ao sacro, que, quando fracos ou de-
sequilibrados geram fraquezas ou desequilíbrios musculares, o
desalinhamento e, possivelmente, resultarão em dor.

DISCOS INTERVERTEBRAIS

Os discos intervertebrais são componentes da coluna que
estão na parte anterior entre cada vértebra. São resistentes por
fora e com um fluido macio como um gel por dentro. Esses discos tendem a absorver choques, conectar e proteger as vértebras. Podem modificar seus formatos, conforme a necessidade
para o movimento da coluna. Sem eles, nossos ossos estariam
em contato e causariam muita dor e desgaste. Esses discos são
compostos de cartilagens, tecnicamente fibrocartilagens, o que
determina sua característica resistente com alguma elasticidade.

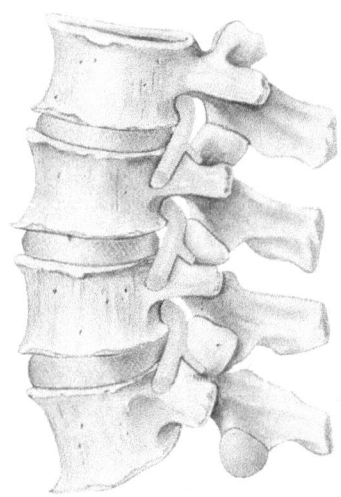

Apesar dessas características, eles têm limites de tal maneira que em choques mais intensos ocorre o rompimento desse disco e o extravasamento do gel em seu interior causa a hérnia de disco; ou a parte de fora pode sofrer uma protrusão, um disco protuberante, e, também, os discos podem secar e ficar mais finos, condição mais relacionada com doenças ou às vezes por congelamento. Como esses discos podem adquirir lesões em sua parte externa e interna, é relevante compreender as estruturas presentes nessas regiões. A camada de fora é chamada de anel fibroso

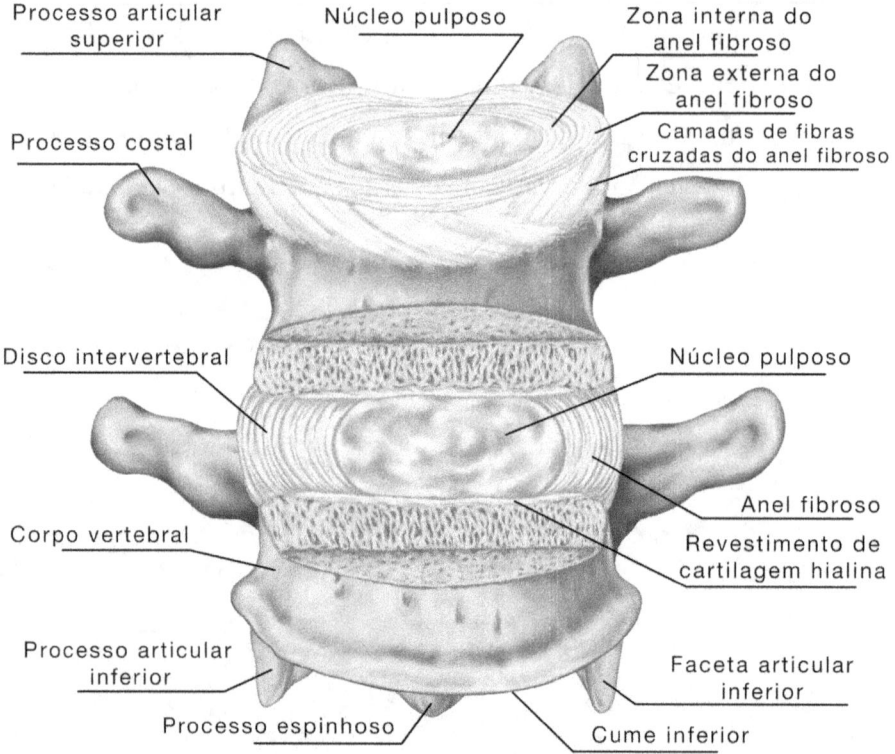

Processo articular superior

Núcleo pulposo

Zona interna do anel fibroso

Zona externa do anel fibroso

Camadas de fibras cruzadas do anel fibroso

Processo costal

Disco intervertebral

Núcleo pulposo

Corpo vertebral

Anel fibroso

Revestimento de cartilagem hialina

Processo articular inferior

Faceta articular inferior

Processo espinhoso

Cume inferior

e tem como principal função fixar a vértebra de cima com a de baixo, mesmo que forneça um amortecimento entre elas. Em estresses com alta frequência, pode ocorrer a protuberância dessa parte, a qual caso pressionado um nervo, pode gerar dor. O núcleo pulposo da região interna do disco intervertebral, é responsável pela absorção de choques e a lubrificação dessa região. Essa parte é composta basicamente de água e pode ressecar com o envelhecimento, o que a torna mais fina e reduz sua capacidade de absorção de choques.

TENDÕES

Os tendões são tecidos que conectam os músculos aos ossos, de maneira que com a contração muscular esse sinal passa para o tendão e movimenta o osso. Esses tecidos se fixam firmemente nos ossos. Podem ocorrer, em momentos de lesões, tendinites e inflamações desse tecido, mesmo na coluna vertebral. O tecido conjuntivo é uma variedade de tipos de tecidos que possuem a função de conectar e dar suporte para, literalmente, todas as estruturas do corpo.

LIGAMENTOS

Os ligamentos são fibras resistentes, de baixa flexibilidade, que se conectam nos ossos. Sua principal função é estabilizá-los e mantê-los em seu devido lugar. Os ligamentos basicamente

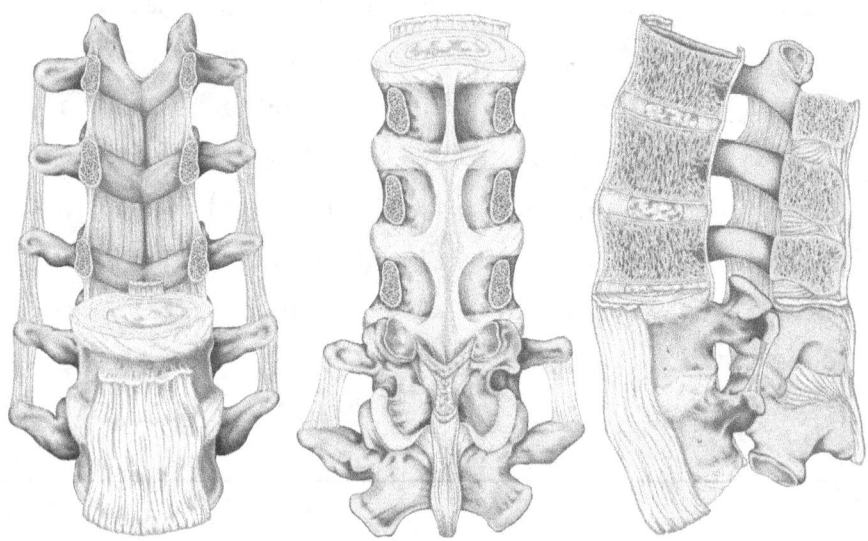

nos dão a maior parte da segurança, responsáveis por prevenir que façamos qualquer atividade que possa ser prejudicial à coluna. Eles permitem que nos movimentemos para frente, para trás e para os lados, mas nos param quando realizamos movimentos mais perigosos.

Três longos ligamentos protegem a coluna vertebral e percorrem toda sua extensão. O longitudinal anterior, localizado na parte da frente das vértebras, e o longitudinal posterior, junto com o supraespinhoso, ambos localizados na parte de trás das vértebras. Também é possível encontrar ligamentos menores entre as vértebras que ao lesionar ou tensionar demais resultam em quadros de dor.

MUSCULATURA

Em nosso corpo existem basicamente dois tipos de musculatura, a voluntária — que nós mesmos decidimos quando ela se move — e a involuntária, as que não controlamos, como no sistema digestivo ou até mesmo no nosso coração. Aqui daremos uma atenção maior para a parte dos músculos voluntários, os quais ajudam a movimentar e dar suporte à coluna. Algo que vale a pena destacar é que ambos os tipos de musculaturas podem se tornar mais fortes através de exercícios físicos. Já a falta de força e de flexibilidade dos músculos, comumente, resulta em dor na coluna. Os músculos estão dispostos em camadas no nosso corpo, alguns mais profundos e outros mais superficiais. Os que ajudam na estabilidade da coluna estão localizados em camadas mais profundas e dão maior segurança aos ossos.

Certamente você já ouviu de seu médico que ter músculos abdominais fortes é importante para que sua coluna seja saudável. Portanto, comentaremos um pouco sobre os quatro tipos de músculos abdominais que temos.

O músculo mais profundo é o transverso abdominal. Basicamente, ele abraça a coluna como uma cinta. Nas laterais do corpo é possível encontrar um conjunto formado por dois músculos oblíquos: o interno e o externo. Os músculos oblíquos permitem que você faça tanto movimentos de rotação da sua coluna, assim como movimentos de um lado e para o outro. Por último temos o músculo abdominal reto, o mais visível

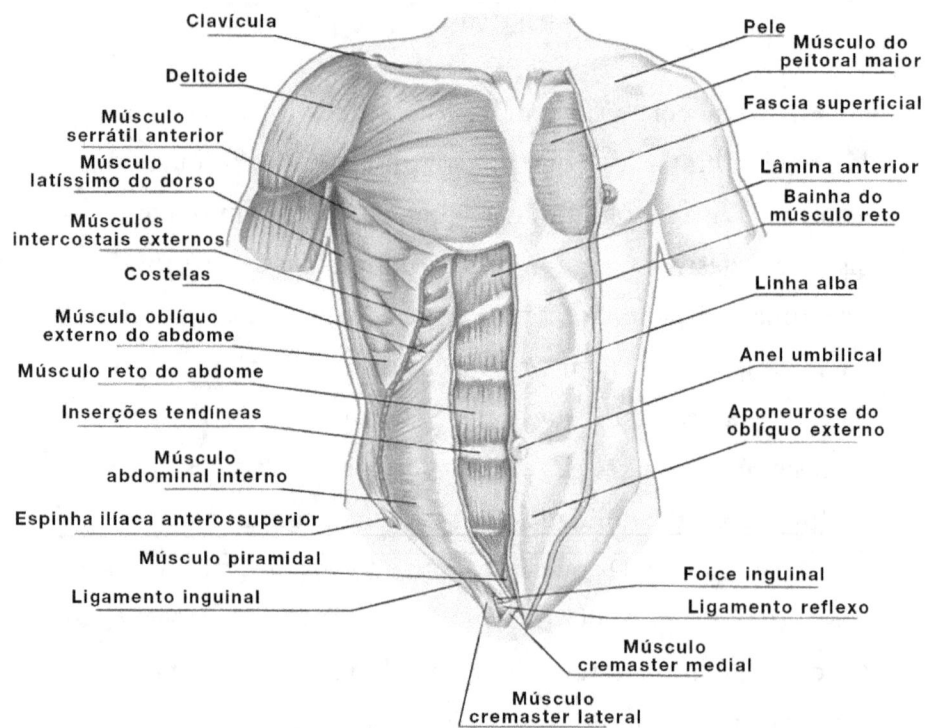

Clavícula
Deltoide
Músculo serrátil anterior
Músculo latíssimo do dorso
Músculos intercostais externos
Costelas
Músculo oblíquo externo do abdome
Músculo reto do abdome
Inserções tendíneas
Músculo abdominal interno
Espinha ilíaca anterossuperior
Músculo piramidal
Ligamento inguinal

Pele
Músculo do peitoral maior
Fascia superficial
Lâmina anterior
Bainha do músculo reto
Linha alba
Anel umbilical
Aponeurose do oblíquo externo
Foice inguinal
Ligamento reflexo
Músculo cremaster medial
Músculo cremaster lateral

entre os quatro que será responsável por moldar seu abdômen. Seu destaque, no entanto, vai mais para a parte estética, pois não ajuda muito na estabilização da coluna. O músculo abdominal reto tem como função principal auxiliar na hora de agachar, sentar ou levantar. Para ter maior estabilidade na coluna, você deve focar em fortalecer os músculos abdominais localizados nas camadas mais internas, assim como os músculos da coluna.

Assim como os músculos do abdome, os da coluna estão dispostos no formato de camadas: os menores, os mais profun-

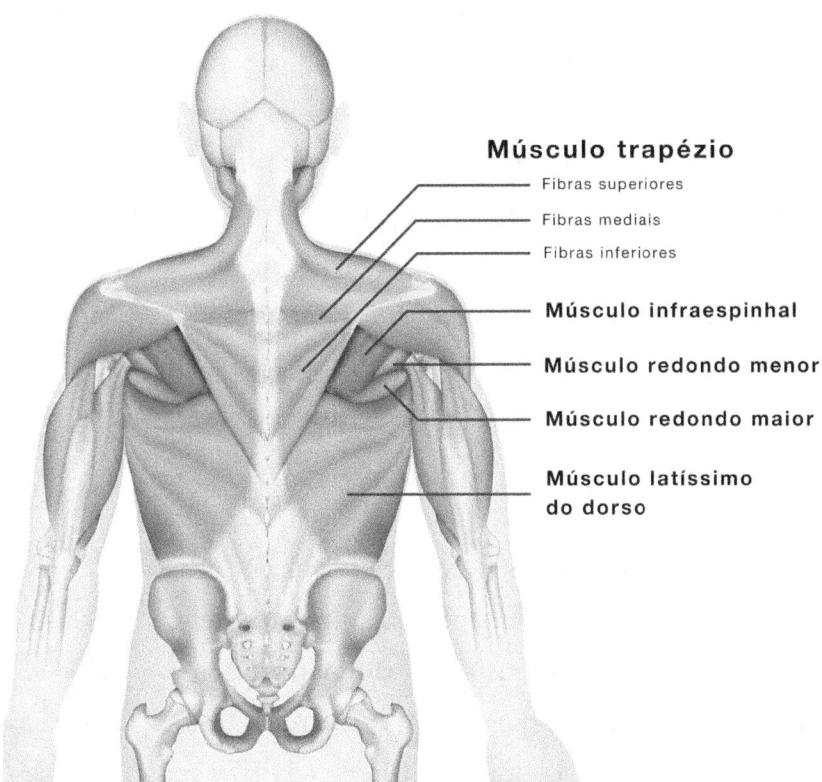

Músculo trapézio
Fibras superiores
Fibras mediais
Fibras inferiores

Músculo infraespinhal

Músculo redondo menor

Músculo redondo maior

Músculo latíssimo do dorso

dos e atrelados ao processo espinhoso das vértebras músculos interespinhais. O grupo de músculos transverso espinhal tem o formato de uma seta para baixo ao longo da coluna, e ajudam a dobrar a coluna para frente e para os lados.

A próxima camada de músculos que se encontra um pouco abaixo dos ombros e se estendem pela coluna são os romboides, grupo que pode ser fortalecido por exercícios ou fisioterapia para alinhar a coluna. Os grandes músculos com formatos de asas estão localizados nas laterais das costas, chamados latíssimos do dorso, cuja função é estabilizar a coluna e auxiliar nas mais diversas atividades. Os últimos músculos das costas são os trapézios, que se estendem do pescoço até o ombro, auxiliam na movimentação do pescoço e no levantar de seus ombros.

Em uma camada muscular mais profunda do nosso corpo é possível localizar o músculo iliopsoas, disponíveis um de cada lado do corpo próximo ao quadril. Eles têm a função de auxiliar as pernas ao realizar movimentos para cima, como ao andar ou subir escadas.

PARTE NERVOSA

Todos os nervos têm como finalidade se comunicar com o cérebro. Existem, basicamente, dois tipos de nervos: os sensitivos e os motores. Os sensitivos irão mandar para o cérebro informações como o toque, a dor e a temperatura. Já os nervos motores irão mandar sinais do cérebro para os músculos, para que se contraiam de forma reflexa ou voluntária e permitam os movimentos. Caso você tenha alguma lesão nos nervos motores, poderá ter sua mobilidade comprometida ou até mesmo ter uma perda de função, como o controle urinário. Por outro lado, caso você tenha algum nervo sensitivo danificado, não sentirá dor ao espetar o dedo ou ao se queimar ao pegar uma xícara de café. Um problema com os nervos sensitivos pode desencadear uma dor com aspecto de choque ou pontada, por isso é importante não persistir em nenhuma atividade caso você sinta esse tipo de dor, para evitar danificar ainda mais o nervo.

MEDULA ESPINHAL

A medula espinhal é uma estrutura com formato de tubo, preenchida com um emaranhado de nervos e líquido cefalorraquidiano, o qual irá proteger e nutrir a medula. Outros componentes que a protegem são os seus envoltórios, chamados meninges, e as próprias vértebras em sua volta. A medula tem menos de 1 cm de largura e cerca de 45 cm de comprimento.

Nervos saem da medula espinhal em pares e grupos como teias e se espalham delicadamente por todo o corpo, que terá cada parte controlada por nervos espinhais específicos, disposição feita de forma bem lógica. Por exemplo, temos os nervos espinhais cervicais localizados na região do pescoço, os quais

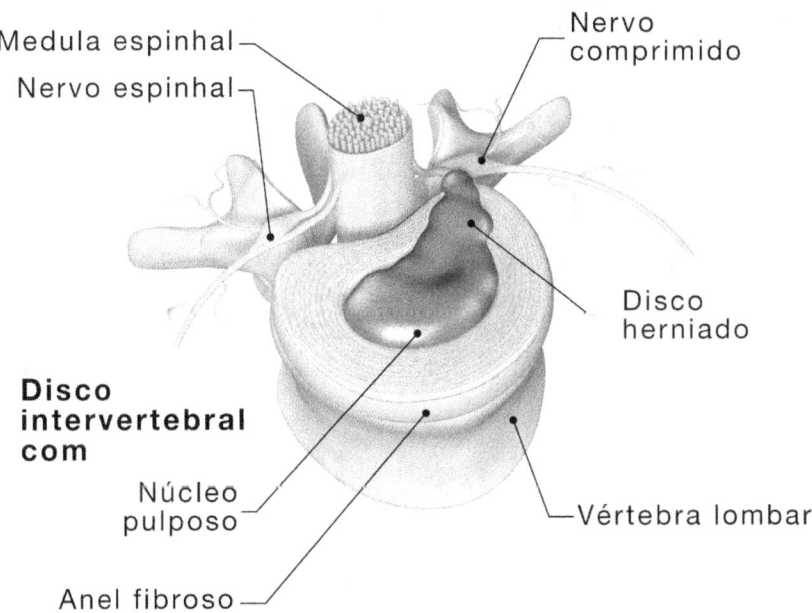

Medula espinhal

Nervo espinhal

Nervo comprimido

Disco herniado

Disco intervertebral com

Núcleo pulposo

Anel fibroso

Vértebra lombar

inervam, também, os seus braços, por isso é possível sentir uma dor no pescoço e ela irradiar através do seu braço. Os nervos que saem da parte torácica da coluna irão inervar a região do torso, e os nervos que saem da região lombar irão percorrer e inervar as pernas e a pelve.

CAUDA EQUINA

A medula espinhal acaba na porção lombar da coluna vertebral, onde os nervos se estendem em formato de cordas, a chamada cauda equina — nome recebido por lembrar uma cauda de cavalo. Esses nervos serão responsáveis por prover a inervação motora e sensitiva das pernas, genitais e da bexiga. A suspeita de compressão desses nervos é considerada uma emergência e requer atenção imediatamente.

Como foi possível ver ao longo deste capítulo, a nossa coluna é um complexo universo composto por músculos, ossos, ligamentos e nervos. Por esse motivo, pode ser difícil descobrir o que há de errado com ela, já que a dor pode vir de diversas estruturas diferentes. No entanto, agora você entende um pouco mais de sua coluna, pode ajudar o seu médico na hora da consulta e, também, se cuidar um pouco mais para evitar sentir dor.

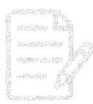

NESTA SEÇÃO:

- Alguns tipos de lesões que prejudicam a coluna

- Dor que origina da compressão dos nervos: como se manifesta e tratamentos possíveis

- Doenças que afetam a coluna: por que acontecem e tratamentos possíveis

DOENÇAS E LESÕES QUE MAIS AFETAM A COLUNA VERTEBRAL

As formas mais comuns de lesões na coluna são: a distensão e a torção. Essas duas causas de lesões podem ocorrer em qualquer indivíduo, independentemente do sexo, idade ou disposição física, fatores que, geralmente, não são um problema. Esses tipos de danos estão relacionados a uma dor atrelada a um tecido mole, ou seja, a dor se dá por conta de um machucado em algum músculo ou em algum ligamento. Tanto a torção, quanto a distensão, ambas estão relacionadas com estruturas tracionadas, torcidas ou rompidas, sendo a torção relacionada a ligamentos, enquanto a distensão é voltada para músculos e tendões.

Em um primeiro momento, é importante compreender as possíveis causas da distensão e torção, essas que, normalmente, estão relacionadas com as ações de levantar, girar ou por um movimento súbito e grosseiro. No entanto, acidentes e quedas também podem resultar em danos aos ligamentos ou aos músculos. Tanto a torção quanto a distensão podem gerar uma dor com os seguintes atributos:

• Enrijecimento;

• Tensão e dor muscular;

• Espasmos musculares;

• Sensibilidade ao tato;

• Alcance limitado do movimento.

Frequentemente, os profissionais da saúde que investigarão sua dor, perguntarão os seguintes pontos:

• Onde dói?

• Como doí?

• O quanto dói?

• Por quanto tempo dói?

• O que melhorar ou piorar a dor?

CAUSAS DA DISTENSÃO E ENTORSE

Não é raro que um disco intervertebral mude de formato um pouco com o envelhecimento do indivíduo. Em muitos casos, o aumento de tamanho não acarreta nenhuma dor e tal condição é facilmente diagnosticada com um exame de imagem. A utilização de cirurgias para reparar a causa costuma não aliviar a dor do paciente.

A lesão por chicote é uma causa típica em acidentes, principalmente os automobilísticos. No Brasil, os acidentes no trânsito configuram a maior causa de morte no país, tendo sido registrados, de janeiro a março de 2020, 89 mil acidentes dessa categoria. Esse tipo de lesão ocorre quando o pescoço estala ao ir para frente e para trás rapidamente, podendo demorar um ou dois dias após do acidente para que a dor relacionada se manifeste, posto que o tecido pode inchar com o tempo. A lesão por chicote acompanha sintomas como: dor no pescoço, enrijecimento e limite do alcance de movimento. Dor de cabeça e tontura são possíveis sintomas também. Todos eles tendem a desaparecer em algumas semanas, sendo apenas necessário medicamentos e compressas quentes ou frias. Caso o choque do acidente seja muito intenso, pode ocorrer o deslocamento da vértebra ou do disco, com um possível pinçamento de nervos, implicando sensação de queimação no braço. Além disso, estudos demonstraram que, a depender da intensidade do choque, sintomas pós--lesão, como ansiedade, incapacidade e dor de cabeça podem apresentar um quadro de longo termo. As dores de cabeça e dores no pescoço podem persistir em até três meses. Nesse último caso, a busca por assistência médica é fundamental.

Em algumas situações, até mesmo espirros e tosses podem gerar distensões e entorses na coluna. Frequentemente, nesses casos já existia uma possível lesão nas estruturas, deixando-as vulneráveis a ponto que tanto o espirro quanto a tosse acionem o último fator para desencadear a lesão.

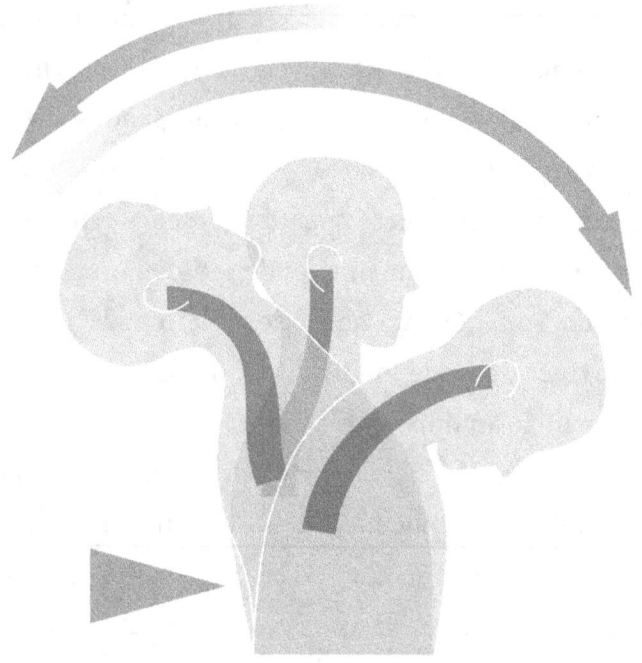

A prática de exercícios físicos é extremamente importante para a saúde, porém, se realizados intensamente ou com má postura, podem acarretar lesões decisivas na coluna. A coluna espinhal se torna especialmente vulnerável em movimentos de levantamento e rotação, simultaneamente, e sem a integração apropriada dos músculos abdominais para estabilizar a coluna. É importante ressaltar que, nesses tipos de exercícios, a dor é um alerta para que se pare de forçar a musculatura, antes que ocorra uma lesão nas estruturas.

Por fim, é relevante destacar como algumas atividades do cotidiano também podem gerar distensões e torções na coluna. Imagina-se uma pessoa que saia para uma festa e, ao chegar no local, decide ter uma noite na pista de dança. Entretanto, sem ocorrer um preparo mínimo, essa noite de dança pode se tornar uma dor irritante nos próximos dias. Pode não aparentar, mas dançar é uma atividade tanto de interação social quanto de exercício físico, de tal forma que, se realizada de uma maneira muito intensa, pode levar a lesões na coluna. Mesmo após a festa, ocorre que essa pessoa decide passar a noite junto com alguém. Não é necessário falar muito sobre, pois é autoexplicativo como as relações sexuais exigem da coluna vertebral, assim sendo relevante que se tenha uma moderação para não acordar com dores no dia seguinte.

COMPRESSÃO DO NERVO

Outra frequente causa de dor, mas diferente das distensões e entorses, é a compressão dos nervos que saem pelos forames intervertebrais da coluna espinhal ou no próprio canal espinhal. O pinçamento de nervos, devido a alterações nas estruturas próximas a eles, resulta em dores que possuem como características:

- Formigamento;
- Queimação;
- Sensação de frio ou calor;
- Dormência;
- Elétrico;
- Afiado;
- Recorrente ou crônica.

Além disso, podem ocorrer dessas sensações se estenderem para o braço ou para a região das nádegas e pernas, dependendo da área da coluna que ocorreu a lesão. Os danos causados por essa condição não são, usualmente, permanentes, porém o formigamento e a dormência podem se estender por um longo período. Processos cirúrgicos podem ser utilizados para desfazer esse pinçamento do nervo.

CAUSAS DA COMPRESSÃO DE NERVO

O pinçamento do nervo pode estar associado a uma hérnia de disco. O disco intervertebral, como visto no capítulo anterior, é formado por uma camada externa (anel fibroso) e uma interna (núcleo pulposo). Os discos possuem como função o amortecimento entre as vértebras na coluna, podendo ser lesados por doenças, excesso de pressão, traumas e exercícios físicos lesivos repetidamente. A hérnia de disco ocorre quando o núcleo pulposo, por conta de uma lesão, se projeta para fora do centro do disco, rompendo o anel fibroso, podendo pressionar um nervo e, assim, desencadear dor. A dor poderá ser tolerável ou intensa, relacionada diretamente com o quanto de pressão o nervo pinçado estará sujeito. Entretanto, vale ressaltar que não são todas as projeções do disco intervertebral que geram esse quadro, já que algumas projeções podem não pressionar nenhuma estrutura nervosa. Nos demais casos, hérnias de disco tendem a ser mais dolorosas quando aplicado um maior peso sobre elas. Os tratamentos para tal condição são não cirúrgi-

CONDIÇÕES DA COLUNA

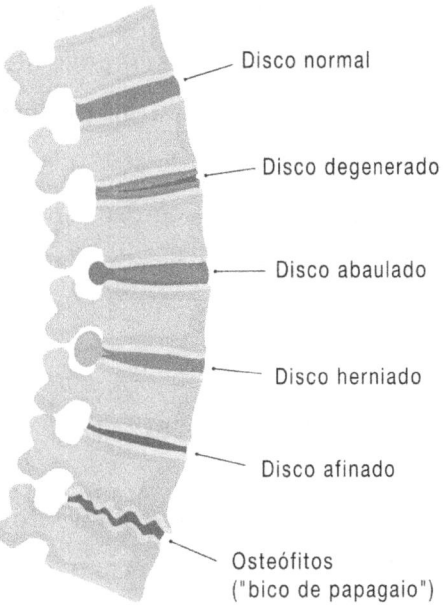

Disco normal

Disco degenerado

Disco abaulado

Disco herniado

Disco afinado

Osteófitos ("bico de papagaio")

cos, incluindo a utilização de medicamentos, fisioterapia e, possivelmente, esteroides e anestésicos. O tempo é outro fator fundamental para a recuperação dessa condição.

A dor no nervo ciático é uma causa frequente de compressão nervosa. Esse nervo percorre desde a coluna lombar descendo para parte de trás da perna até o pé. Quando ocorre o pinçamento do nervo, a dor tende a irradiar da pelve até o calcanhar da pessoa, ou parcialmente durante o trajeto. Geralmente, a dor nesse nervo tende a ser apenas de um lado de cada vez. A pressão sobre o nervo ciático é dolorosa, sendo difícil de se encontrar uma postura confortável. A dor tende a ser leve ou severa, podendo se intensificar quando se inclina para frente ou ao levantar o joelho. A hérnia de disco é, frequentemente, uma das causas de compressão do nervo ciático, mas esse pinçamento pode, também, ser causado por outros fatores, como o estreitamento do canal espinhal ou tumores. O tratamento indicado nessa condição é a utilização de anti-inflamatórios, como também o uso de anestésicos. A fisioterapia e exercícios específicos podem auxiliar no processo de regeneração do corpo e aliviamento do nervo.

ESTENOSE ESPINHAL

A estenose espinhal é o estreitamento do canal central da coluna vertebral que acaba por pinçar a medula espinhal ou nervos. Essa, geralmente, está associada à artrite, de tal forma que pessoas acima de 60 anos são um potencial grupo de risco, dado que a osteoartrite é mais comum conforme o envelhecimento. No entanto, a estenose espinhal também pode estar atrelada a defeitos no nascimento. Quando um osso lesionado está se regenerando, pode ocorrer a formação de osso extra, sendo esse denominado, na coluna, de osteófitos ou bicos de papagaio. A presença desses osteófitos na coluna podem resultar em estreitamento do canal espinhal ou no pinçamento de algum nervo. Essa condição tende a ocorrer mais na região cervical ou lombar da coluna. Além disso, o paciente pode sentir uma melhora na dor ao se inclinar para frente ou deitado, piorando ao se inclinar para trás, posto que nesta ação ocorre um aumento de pressão no nervo pinçado, fechando o canal espinhal. É recomendada a prática de exercícios, medicações, esteroides ou cirurgias para aliviar a dor da estenose.

DISFUNÇÕES DA ARTICULAÇÃO SACROILÍACA

Podem causar dor em diferentes regiões como: lombar, pernas, região superior da pelve, nádega e virilha. A articulação sacroilíaca é a região onde se encaixa o osso sacral da coluna com a pelve. A dor, nesse caso, tende a ser apenas de um lado do corpo e os sintomas tendem a piorar em posições estáticas como ficar em pé, sentado ou deitado. O indivíduo que possui essa condição apresenta incômodos ao subir a escada ou ao se inclinar para frente. Os fatores que originam essa condição variam de entorse dos ligamentos presentes nessa região, desequilíbrio muscular, padrão de andar diferente e afrouxamento no ligamento devido à gravidez. Os tratamentos variam: a curto prazo, os pacientes tendem a deitar em posição fetal com um travesseiro entre as pernas, para aliviar a dor momentânea; no longo prazo, o tratamento fisioterápico e o fortalecimento dos músculos, feitos com correção do desequilíbrio muscular, tendem a ajudar.

ARTRITE

A artrite é um termo utilizado para se referir a doenças inflamatórias que afetam o sistema musculoesquelético. Essa condição tende a afetar uma ou mais articulações que incluem a osteoartrite, uma das formas de artrite mais comuns. A osteoartrite tende a ocorrer quando a cartilagem entre os ossos se desgasta e ocorre o atrito entre os ossos, gerando dor à pessoa. Os sintomas também incluem rigidez e fraqueza nas pernas ou braços do indivíduo. O tratamento com calor, exercícios e um colchão de maior firmeza podem ajudar nesse cenário. A espondilite anquilosante é um tipo de artrite que gera a inflamação das articulações da coluna vertebral e da articulação sacroilíaca, acarretando no enrijecimento. Dentre seus sintomas destaca-se a dor na lombar e nas nádegas. Em sua forma mais severa, mas também mais rara, pode ocorrer a fusão de vértebras, gerando uma posição curvada permanente. O paciente, o qual se encontra com essa condição, irá se sentir pior ao acordar ou após períodos de repouso. Os tratamentos sugeridos são anestésicos e anti-inflamatórios, como, também, banhos quentes e exercícios.

ESTENOSE ESPINHAL EM TANDEM

Esse tipo de estenose determina uma compressão da medula espinhal em pelo menos duas regiões distintas de maneira simultânea, sendo, geralmente, na região cervical e lombar. Estudos demonstram que a maior dificuldade dessa condição está em seu diagnóstico, sendo que essa pode ser assintomática ou sintomática. Dentre os sintomas que podemos levantar nesse quadro estão: a claudicação intermitente da extremidade inferior (uma dor do tipo câimbra que se desenvolve ao caminhar e alivia no repouso), distúrbio de marcha e sinais nos neurônios motores superiores e inferiores. Além disso, essa condição pode ser vista em radiografias da coluna, nas regiões afetadas. Ainda que a etiologia da estenose cervical e lombar simultâneas ainda não esteja clara, alguns estudos demonstraram a associação com a ossificação do ligamento longitudinal posterior em qualquer região. Dentre os fatores de risco associados a essa condição, destacamos idade superior a 70 anos, sexo masculino e estenose espinhal lombar em multiníveis. O tratamento utilizado em casos de estenose espinhal em tandem são procedimentos cirúrgicos de descompressão e laminectomia (procedimento que veremos em capítulos adiantes), dando ênfase, primeiramente, na descompressão da região cervical, para que depois seja feita uma análise, a qual mostra se há necessidade de uma segunda cirurgia para região lombar, dado que, em muitos casos, essa primeira pode resolver a questão.

FIBROMIALGIA

A fibromialgia pode ser considerada uma síndrome devido ao seu conjunto de sinais e sintomas para os quais ainda não foram definidas uma causa exata. A síndrome tende a apresentar uma dor crônica e sensibilidade por todo o corpo ou de maneira localizada por mais de três meses. Infecções, genética, traumas físicos e psicológicos estão entre as teorias mais aceitas como causas para a fibromialgia. De maneira geral, essa condição tende a apresentar uma subnotificação, o que traz prejuízos econômicos, porque é uma doença crônica que exige um acompanhamento constante do paciente com profissionais da saúde e, em parte dos casos, pode incapacitar essa pessoa em seu trabalho.

A fibromialgia, assim como a artrite, pode causar: dor, fadiga e cansaço, sendo, então, considerada uma doença reumática. Ainda não existe uma cura para a fibromialgia. No entanto, ela não se comporta como uma doença progressiva, que piora com o tempo. Estudos mostram que pacientes com essa condição apresentam elevado nível de receptores de dor, fazendo com que o paciente entre em um estado de hiperalgesia, ou seja, um modo em que o corpo reage de forma excessiva à dor. Dentre os fatores de risco da fibromialgia, sabemos que costuma afetar mais mulheres do que homens. Alcança cerca de 6,5% da população e está associada a outras condições de dor crônica (como artrite reumatoide), problemas de sono, excesso de peso, falta de atividade física e condição psicossomática (ansiedade e depressão estão presentes com frequência nesse quadro).

A dor pode se manifestar por todo corpo, mais especificamente nos músculos, ligamentos e tendões, podendo elevar os sintomas na região lombar. Essa dor está associada a: uma resposta elevada do cérebro no processamento dela; a modificações morfológicas do cérebro (alterações nas células e estruturas); a alterações na regulação dos receptores cerebrais ou periféricos; como, também, à disfunção nos neuropeptídeos e neurotransmissores (que são moléculas sinalizadoras no sistema nervoso). Quando diagnosticada a fibromialgia, é importante ter atenção à dor crônica e muitas vezes generalizada. Desse modo, pacientes que relatam uma dor por todo o corpo devem ser investigados. O auxílio de um reumatologista pode ser importante para eliminar outras condições hipóteses.

Os tratamentos devem ser realizados com base na individualidade de cada paciente e com apoio multidisciplinar. Vão incluir: medicações para o controle da dor crônica, fisioterapia,

Pontos sensíveis para fibromialgia

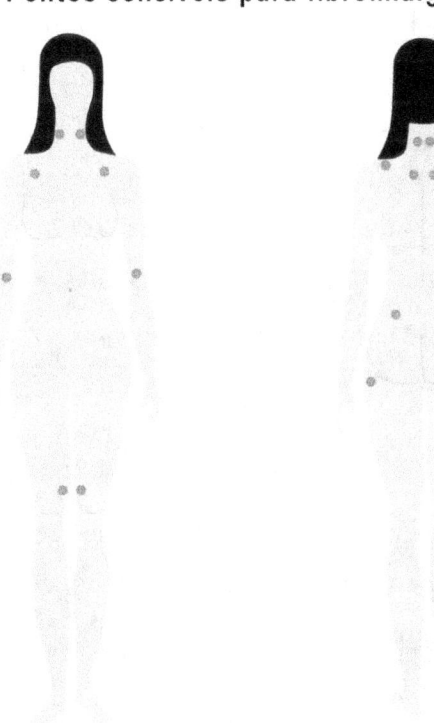

atividades físicas, dieta balanceada e redução de peso, pois assim, mesmo com a doença, a pessoa será capaz de manter uma boa qualidade de vida.

SÍNDROME DA DOR MIOFASCIAL

É um tipo de dor muscular crônica que, assim como a fibromialgia, afeta diversas partes do corpo, incluindo as costas e o quadril. A fáscia é um tecido responsável por cobrir e conectar quase todo o nosso corpo. Quando os músculos e a fáscia se enrolam, a região torna-se mais tensionada e dolorosa. O ponto central desse nó é o gatilho dessa dor e, também, a parte mais sensitiva. Pessoas com fibromialgia costumam apresentar dor miofascial. Os sintomas mais frequentes dos pacientes que apresentam essa patologia são: dor muscular, rigidez nas articulações e músculos, limitações de movimento. Os nós, gatilhos da dor, podem ser aliviados por massagens e técnicas específicas, chamadas alívio miofascial. Outros tratamentos incluem medicamentos e até mesmo injeções, as quais são aplicadas diretamente nos pontos de gatilhos.

LESÕES POR TRAUMA

Esse tipo de lesão é, geralmente, o resultado de uma força repentina, como acidentes automobilísticos, quedas, lutas, esportes radicais, agressões, entre outros.

FRATURAS

As fraturas são rachaduras, ou até mesmo partes quebradas de um osso. Elas podem ocorrer por toda a extensão das nossas costas, nas vértebras, devido a doenças, excesso de carga, ou devido a traumas físicos — como acidentes automobilísticos. As fraturas mais comuns costumam atingir a metade inferior da nossa coluna. Os principais sintomas das fraturas incluem: dor que pode persistir por algumas semanas, desconforto que aumenta com atividade física e dor que acorda durante as noites. As fraturas que comprometem as estruturas nervosas também costumam apresentar outros sintomas, como: dormência ou fraqueza nos braços e/ou pernas, alterações na bexiga, como incontinência urinária, e dificuldade de movimento.

A seguir, conheça algumas das causas de fraturas.

OSTEOPOROSE

A osteoporose é um dos fatores mais determinantes que possibilitam uma fratura nas vértebras da coluna. Isso se dá pelo fato dessa doença enfraquecer os ossos, por um desequilíbrio que ocorre entre a degradação e a renovação óssea, fazendo com que a primeira seja excessiva e não permita aos ossos se renovarem, tornando-os mais suscetíveis a fraturas. É estimado que essa patologia inflija 200 milhões de pessoas mundialmente, como também há maior incidência em mulheres do que homens, ocorrendo majoritariamente no período pós-menopausa.

As fraturas que ocorrem na coluna devido à osteoporose são, em maioria, devido ao movimento de flexão, que compromete a parte da frente da coluna, principalmente nas junções toracolombares (T11 — L2). Dessa forma, ocorre um colapso subsequente na coluna que faz com que ela se curve mais do que o normal.

A dor decorrente de fraturas podem variar de um grau de intensidade médio até ao mais grave e, em casos mais avançados de osteoporose, cada pequeno movimento é capaz de levar a uma fratura.

Estudos indicaram que tais situações têm como consequências: dor aguda e crônica, perda de qualidade de vida, redução de autoestima, isolamento social e aumento de risco de queda e segunda fratura. O tratamento inclui medicamentos para dor e medicamentos anti-osteoporose para reduzir a dor e o risco de demais fraturas. Assim que a dor chega a um nível aceitável, deve ser feito um fortalecimento, para evitar futuras fraturas e uma melhora na qualidade de vida. Da atividade física pode-se destacar o exercício de levantamento de peso e trabalho muscular como essenciais para a fortificação óssea. Além disso, algumas mudanças de hábitos como dietas mais saudáveis, cessação do tabagismo e consumo limitado de álcool devem fazer parte do tratamento. Por fim, pacientes com trauma submetidos a órtese ou intervenção cirúrgicas devem

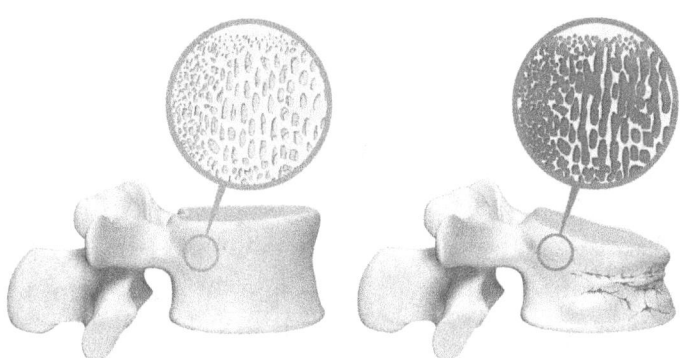

fazer acompanhamento ambulatorial com seu médico para que haja monitoramento contínuo.

ESPONDILOSE E ESPONDILOARTROSE

Essas duas condições costumam ocorrer simultaneamente. A espondilose é uma fratura que ocorre na vértebra, geralmente devido a um trauma ou ao seu próprio desgaste. Dançarinos e atletas que praticam esporte físico que exigem muita força nas costas são mais vulneráveis a essa patologia. Uma vez fraturada, essa vértebra pode sair do lugar e levar ao que chamamos espondiloartrose. Em alguns casos, essa condição pode ocorrer sem fratura, somente devido à instabilidade da coluna, afetando a lombar, principalmente. Caso ocorra um pinçamento do nervo, na vértebra deslocada, o ciático pode ser afetado.

Além de medicações para dor e anti-inflamatórios, o tratamento pode incluir uma preparação para estabilizar a coluna através do fortalecimento dos músculos abdominais. Em alguns casos a resolução só é possível através de cirurgia.

ESCOLIOSE

Como já visto anteriormente, a coluna possui curvaturas naturais — como um formato em "S" — que auxiliam na distribuição do estresse mecânico do cotidiano de maneira mais eficaz. A escoliose pode ser definida como uma curva anormal (maior ou menor angulação das curvaturas naturais) da sua coluna. Algumas vezes a vértebra, inclusive, pode estar torta. Estudos indicaram que tal condição é mais frequente em mulheres do que em homens.

A escoliose pode ser dividida em dois tipos, sendo o primeiro dos casos a escoliose postural. Essa não apresenta modificações ósseas e fraquezas musculares, pois está associada ao comprometimento dos mecanismos de reflexo postural ou aos maus hábitos posturais no cotidiano. O segundo tipo é a escoliose estrutural, que está atrelada a um defeito nos ossos, o qual resulta em contraturas no tecido mole no lado côncavo da curvatura e alongamento recíproco no lado convexo. A etiologia dessa patologia pode apresentar três origens: idiopática, genética e congênita. A origem idiopática é quando sua causa é desconhecida. Já a genética e hereditária é uma das etiologias mais aceitas atualmente, estando atrelada a um condicionamento genético da família. Por fim, a causa congênita pode ser detectada logo no nascimento,

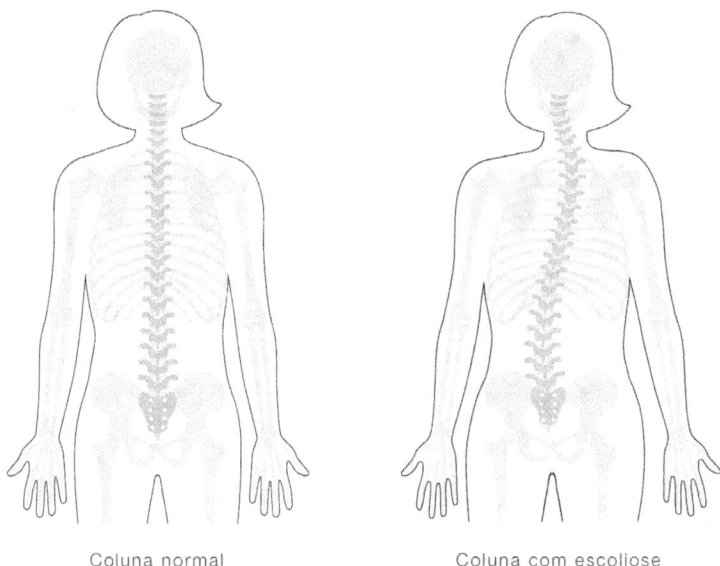

Coluna normal   Coluna com escoliose

caso seja severa, ou no esporão de crescimento na adolescência, quando em seu modo mais moderado.

A dor nas costas desses pacientes, dificilmente vem devido à escoliose, mas sim a um problema no disco intervertebral ou na articulação, causada pela alteração na curvatura na coluna.

O tratamento para escoliose pode variar, pois depende do grau de alteração da curvatura da coluna do paciente. Para a maioria das pessoas existe uma leve alteração nessa curvatura, porém, é recomendado realizar exames para monitorar o agravamento dessa angulação anormal da coluna. Dessa maneira, o fortalecimento, fisioterapia, exercícios físicos e reeducação da postura são opções comuns de tratamento. Entretanto, em alguns casos é necessário recorrer à cirurgia.

NESTA SEÇÃO:

- Conheça medidas que aliviam inflamações

- Saiba quais produtos auxiliam no alívio da dor

- Soluções naturais mais indicadas

- Mexa-se para aliviar a dor nas costas

SAIBA O QUE FAZER PARA PREVENIR E CONTROLAR A DOR

A maioria das dores que sentimos em nossas costas é consequência de torções e sabemos que, com o tempo, o processo inflamatório causado por elas será aliviado gradualmente, fazendo com que os ligamentos, músculos e tendões se recuperem. O tempo também pode ser um grande aliado em outras complicações que causam dores na coluna, mas nós podemos ajudar de diversas formas. Neste capítulo, observaremos o que pode ser feito nesse processo e falaremos um pouco sobre anti-inflamatórios, soluções naturais e exercícios físicos.

TRATANDO COM CALOR E GELO

Você pode tratar as suas lesões de torção tanto com calor, quanto com gelo, pois ambos ajudarão a reduzir os espasmos musculares e as dores. O gelo reduzirá o fluxo sanguíneo e, dessa forma, diminuirá o inchaço. Já o calor terá o efeito oposto: aumentará o fluxo sanguíneo e levará mais nutrientes ao local da lesão, aliviando o músculo dolorido.

Ao sinal de uma lesão, a primeira recomendação é realizar a terapia com gelo e, após um dia realizando o tratamento, deve-se iniciar a prática com calor. Essa é uma recomendação geral devido ao seu efeito analgésico. No entanto, não existe uma regra mágica. Em alguns casos, há pessoas, inclusive, que gostam de alternar entre compressas quentes e geladas.

AINES (ANTI-INFLAMATÓRIOS NÃO ESTEROIDAIS)

Os AINES são uma classe de medicamentos cujo objetivo é reduzir o processo inflamatório causado pelas lesões. Eles realizam o processo através do bloqueio de uma enzima denominada COX, a qual é responsável por ativar a liberação das prostaglandinas, substância responsável pelo controle do processo inflamatório. No entanto, você deve estar atento, pois o processo inflamatório é uma resposta do nosso corpo a alguma lesão ou dano tecidual. Essa resposta envolve o recrutamento de células de defesa para reparar o dano ocasionado. Entretanto, esse mesmo processo de reparação pode causar muita dor, já que a inflamação é boa até certo ponto. Os anti-inflamatórios irão reduzir levemente esse processo, apenas.

Existem diferentes tipos de AINES que podem ser encontrados nas prateleiras de farmácias. Todos contém químicas diferentes, mas com o mesmo intuito — bloquear as prostaglandinas, como comentado anteriormente. Um anti-inflamatório bem conhecido é o Naproxeno, o qual possui boa eficácia e pode ser tomado em intervalos maiores, de 8 a 12 horas. Isso possibilita tomar um comprimido ao acordar e outro ao final da tarde.

Outro medicamento com propriedades anti-inflamatórias, e é bem conhecido pela população, é o Ibuprofeno. Ele é a opção de diversas pessoas por causar menores efeitos colaterais no estômago do que os outros anti-inflamatórios. Por último, temos o paracetamol que, por mais que tenha um efeito menor no processo inflamatório, pode auxiliar bastante na sua dor.

TRATAMENTOS COM PRODUTOS TÓPICOS

Diversos produtos aplicados diretamente na pele podem ajudar com o relaxamento e com a dor muscular. Alguns desses produtos podem conter formas de aspirina (anti-inflamatório) ou de produtos naturais, como óleos e pimentas. É importante lembrar que esses tratamentos tópicos também são bem potentes, tanto que conseguem atravessar a sua pele.

Alguns dos tratamentos que podem ser facilmente encontrados nas prateleiras de farmácias são: produtos com menta ou óleo de eucalipto, os quais podem fazer a função da bolsa de gelo e de calor; cremes com aspirina auxiliam no alívio da dor e na redução do processo inflamatório.

SOLUÇÕES NATURAIS

A maioria das medicações e produtos encontrados nas farmácias teve seu desenvolvimento no mundo dos produtos naturais. Vale destacar que apesar de possuírem origem natural, devem ser tomados a partir de recomendações médicas, pois você não deve tomar vitaminas, ervas ou outras medicações sem a devida prescrição. Produtos naturais e vitaminas não causam muitos efeitos colaterais, de uma maneira geral. No entanto, podem interagir com outros medicamentos presentes no corpo.

Muitos tratamentos com soluções naturais são efetivos, porém, são dificilmente bancados pelas companhias farmacêuticas, que gastam fortunas e muito tempo no desenvolvimento de medicações. Dessa forma, muitas dessas soluções naturais não passam pelas pesquisas e testes exigidos pelas autoridades para serem produzidos e distribuídos em larga escala.

VITAMINAS E SUPLEMENTOS

A vitamina D junto ao cálcio é uma boa combinação, que ajuda a manter os seus ossos saudáveis e fortes, embora não tire sua dor. O magnésio, por outro lado, é um mineral que pode ajudar no relaxamento muscular e nas dores nas articulações, pois esse sal mineral auxilia os músculos e o nosso sistema nervoso.

Vale ressaltar que você deve sempre se consultar com o especialista sobre as doses dessas vitaminas, pois, por mais difícil que seja, também existem overdoses por vitaminas e suplementos.

A glucosamina e o sulfato de condroitina, são suplementos que têm chamado a atenção de toda a comunidade médica, pois mostraram-se eficientes em reduzir as dores articulares. Estudos promovidos pelo governo dos Estados Unidos já mostraram que essa combinação de suplementos auxiliou em casos de pacientes com dores articulares mais severas.

O óleo de peixe contém uma alta quantia de ômega-3, que também ajuda a diminuir o processo inflamatório. Estudos indicam que o uso desse suplemento podem diminuir a necessidade de anti-inflamatórios. Ainda assim, vale lembrar que altas doses de óleo de peixe podem interagir com outros medicamentos, principalmente com os que são de uso para hipertensão.

ATENÇÃO AOS EXERCÍCIOS FÍSICOS

Uma regra básica para a prática de exercício físico é: se dói, não faça. Isso não significa que você nunca mais poderá fazer essas atividades ou movimentos, só mostra que você deve evitar até que sua complicação seja tratada.

Comece devagar

A maioria dos médicos irá te falar que um período de descanso pode te ajudar, mas você não deve ficar deitado na cama por dias até melhorar. Você pode, lentamente, movimentar-se. Por exemplo, começando com alongamentos e caminhadas, os quais já são um ótimo início para a prática física.

Vamos para a água!

Fazer exercícios na água é uma forma de voltar, gradualmente, a realizar exercícios para a sua coluna, pois nadar é ótimo para as costas. A água oferece resistência ao corpo e, também, ajuda no impacto, dando ao corpo certo grau de sustentação. Você pode andar na água, fazer exercícios aeróbicos na piscina ou outras atividades, vá no seu ritmo e lembre-se que o esforço muscular é bom, a dor não.

MELHORANDO A SUA POSTURA

No momento de escrita deste livro, estamos no enfrentamento da pandemia da COVID-19, iniciada no ano de 2019, onde se tornou mais frequente pessoas do trabalho corporativo exercerem seus trabalhos em casa, sentadas em frente ao computador, em grande parte das vezes com uma postura muito ruim, o que pode piorar a sua dor nas costas. Manter uma postura correta, usando os músculos do seu abdome e mantendo as costas retas, pode auxiliar na diminuição dessas dores e evitar que você tenha episódios futuros. Alguns especialistas recomendam cintas, as quais, dependendo do modelo, podem auxiliar a manter uma postura adequada. Outro importante lembrete, que já comentamos em capítulo anteriores, é sentar-se corretamente, com apoio para as costas, braços e pés, além de fazer pequenos intervalos a cada 50 minutos para alongar a coluna e mudar de posição. Esse conjunto de atitudes vai colaborar para que essa estrutura fique mais saudável.

"

―――――――――――――――――――

NESTA SEÇÃO:

- Fisioterapia

- Medicamentos e injeções

- Estimulações elétricas

―――――――――――――――――――

"

TRATAMENTO CONVENCIONAL: COMO TRATAR A DOR NAS COSTAS SEM CIRURGIA

Este capítulo aborda os tratamentos não cirúrgicos convencionais, sendo eles os que já possuem dados científicos provando sua eficácia em um grande número de pacientes. Dentre estes, se destacam a fisioterapia, medicamentos, injeções e estimulações elétricas. Dessa forma, demonstraremos como o alívio da dor na coluna pode ser alcançado através de diferentes métodos, deixando claro que não necessariamente o método que deu certo em uma pessoa também dará em outra. O caminho para encontrar a melhor solução é composto por erros e acertos, que fazem parte desse processo, sendo o próprio indivíduo o principal responsável por seu corpo. É muito importante que o paciente compreenda qual mecanismo terapêutico será utilizado para poder avaliar se está dando certo ou não.

FISIOTERAPIA

A fisioterapia é uma área que auxilia muito no tratamento de dores na coluna e o que a torna tão eficaz é sua diversidade de acordo com as necessidades de cada paciente. Dessa forma, os exercícios e técnicas práticas utilizados pelo profissional dessa área podem variar para cada caso, assim como o número de sessões e duração para se alcançar o fim ou alívio da dor. Porém, o que é pouco enfatizado é que a fisioterapia deve ocorrer mesmo fora das sessões, então praticar diariamente os exercícios indicados pelo fisioterapeuta em casa pode gerar diversos benefícios ao paciente, sendo necessária a execução por um período longo de tempo, para que o corpo possa se habituar aos novos movimentos.

O fisioterapeuta tem como objetivo fazer com que o corpo da pessoa se mova do modo mais saudável possível o quanto antes. Para isso, esse profissional faz o uso de três abordagens principais: educação postural, exercícios terapêuticos e técnicas práticas.

A educação postural se relaciona com a forma como o indivíduo realiza atividades do cotidiano — como sentar, levantar e andar — e relaciona a forma como essas atividades são realizadas diretamente com a saúde da coluna. Durante as sessões de fisioterapia, o fisioterapeuta irá ensinar ao paciente a maneira correta de se mover e o ajuste postural mais alinhado possível. Aprender a ter bons hábitos posturais durante o dia a dia é fundamental para ter uma reabilitação e manutenção da saúde da coluna vertebral.

O grande desafio dessa abordagem é que durante toda a vida a pessoa aprendeu a realizar essas ações do cotidiano de uma forma específica, podendo apresentar características que podem lesionar sua coluna. Um fator importante para se manter a saúde da coluna é manter fortes e flexíveis os músculos que a auxiliam. Realizar alongamentos é fundamental para manter a qualidade dessa estrutura, pois músculos rígidos e fracos podem causar dor e empurrar os ossos para fora de seu lugar correto. Dessa maneira, o fisioterapeuta busca eliminar essas características danosas na forma de se movimentar da pessoa a instruí-la a realizar ações mais saudáveis para seu corpo, ocorrendo assim, uma reeducação neuromuscular.

Os exercícios terapêuticos são pilares no tratamento fisioterapêutico, por possibilitarem um fortalecimento dos músculos que vão auxiliar no suporte estrutural da coluna. Logo, é muito importante que ocorram atividades desse tipo durante as sessões, mas também que continuem praticadas pelo próprio paciente em sua casa, de acordo com a instrução do médico. Com frequência, esses exercícios estão relacionados a afazeres básicos do dia a dia, como a postura durante o sono, na hora de levantar objetos ou até mesmo a maneira como se entra e sai do carro. Por fim, os profissionais utilizam as práticas técnicas, que podem ser manipulações térmicas (quentes ou frias), massagem nos tecidos macios para aliviar a tensão e manipulações para o alinhamento da coluna. O corpo pode resistir a algumas dessas práticas, podendo gerar desconforto no paciente, ou pode aceitar bem o tratamento, tornando-o prazeroso.

MEDICAMENTOS

Quando remédios são receitados aos pacientes, é interessante que entendam a função e como este atuará em seu corpo. Alguns medicamentos podem aliviar apenas a dor ou a inflamação, enquanto outros podem fazer os dois ao mesmo tempo. Dessa forma, conversar com o médico que prescreveu o medicamento é fundamental para tirar dúvidas sobre seu uso e até confirmar se ele pode ser utilizado em conjunto com algum outro remédio que a pessoa possa usar.

No geral, há três tipos de medicamentos prescritos para dores na coluna: anestésicos, anti-inflamatórios e relaxantes musculares. Há ainda os medicamentos para dor neuropática que podem ser utilizados em alguns casos.

Os anestésicos são utilizados para controlar a dor do paciente, prescritos de maneira crescente (começando pelo medicamento mais fraco e aumentando para um mais forte de acordo com a persistência da dor). Esses medicamentos também são utilizados em abordagens cirúrgicas, possibilitando que elas possam ocorrer sem que o paciente sinta dor no decorrer do procedimento. Alguns dos medicamentos dessa classe mais utilizados no dia a dia são o paracetamol e a dipirona.

Os anti-inflamatórios, como o próprio nome indica, diminuem o processo inflamatório na pessoa reduzindo a produção de prostaglandina, que é uma substância química responsável por produzir a inflamação e proteger o revestimento do estômago. Esse tipo de medicamento possui pontos negativos geralmente associados a lesões estomacais e tendem a ser recomendados para diversos problemas colaterais, como artrite e lesões relacionadas a distensão e entorse. Os anti-inflamatórios mais utilizados no dia a dia, e que podem ser facilmente encontrados na farmácia são o ibuprofeno e o diclofenaco.

Os relaxantes musculares são utilizados para tratar espasmos musculares que causam dor excessiva. Como esses medicamentos não têm efeito sobre inflamações, geralmente são prescritos em conjunto com anti-inflamatórios. Os relaxantes musculares não agem nos músculos, mas sim no sistema nervoso central, diminuindo a atividade motora que é disparada por esse sistema e, consequentemente, reduzindo o espasmo muscular. Dessa forma, como este medicamento não age em um músculo específico, mas sim no cérebro, o corpo inteiro acaba relaxando, o que causa sonolência (podendo esse ser um ponto negativo desse tipo de medicamento). Um dos remédios da classe dos relaxantes musculares — que podem ser facilmente encontrados na farmácia — é a ciclobenzaprina.

Para finalizar, tem os medicamentos para dor neuropática, que tendem a ser antidepressivos e anticonvulsivantes. Esses remédios diminuem a atividade do cérebro ou a comunicação entre neurônios com a finalidade de reduzir a dor do paciente. Geralmente são indicados para pacientes com dores na coluna que apresentam lesões em nervos. Um dos medicamentos mais comuns para esse tipo de situação é denominado amitriptilina, um antidepressivo tricíclico que atua na dor neuropática.

INJEÇÕES

As injeções são utilizadas quando a dor já está em um nível mais elevado e os medicamentos mais convencionais não tiveram efeito. Esse tipo de tratamento deposita o medicamento no lugar exato da dor, diferentemente dos medicamentos orais que percorrem o corpo antes de chegarem ao local da dor. Entretanto, tal método é mais invasivo e agressivo ao corpo, sendo relevante o grau de habilidade do profissional que for realizá-lo, visto que este terá que acertar a origem da dor com precisão, no nervo ou na musculatura em questão. Dessa forma, esse procedimento, geralmente, é realizado por um profissional capacitado, não podendo ser utilizado pelos próprios pacientes. Há uma variedade de medicamentos e meios de administrar as injeções, sendo que essas não devem ser vistas como um tratamento singular e, sim, como parte de um tratamento em conjunto com fisioterapia, por exemplo.

As injeções/infiltrações de ponto-gatilho estão associadas a um local de gatilho muscular, ou seja, um ponto de incômodo ou dor que pode ser facilmente sentido pelo paciente. O profissional da saúde pode investigar esses locais causando pressão, o que pode gerar dor e até irradiá-la para outras partes das costas (por isso são chamados de "gatilho").

Em primeiro momento, os tratamentos recomendados para os pontos-gatilhos são massagens e técnicas práticas sobre o local. Caso a dor persista nesse nó muscular após algumas semanas de tratamento, pode-se usar no local injeções anestésicas, soluções salinas ou botox, porém não é indicado o uso de mais de três injeções em um mesmo local, pois pode acarretar danos permanentes no tecido muscular em questão.

As injeções nas facetas articulares da coluna são aplicadas, como o próprio nome indica, nas facetas articulares presentes entre as vértebras da coluna. Como vimos anteriormente, essas articulações estão sujeitas a desgastes e doenças como a osteoartrite, que causa inflamações. As injeções desse tipo são uma combinação de esteroides e anestésicos. As dores na articulação sacroilíaca podem ser tratadas por esse método. Esse tipo de procedimento requer uma fluoroscopia radiológica, que é basicamente um raio-X mais sofisticado que pode auxiliar o profissional fornecendo imagens em tempo real do local da injeção, com os ossos e agulha.

As injeções epidurais de esteroide são recomendadas para dores cortantes e pontiagudas, como as associadas ao nervo ciático. Esse tratamento costuma ser mais eficaz nos primeiros meses de dor. Nesse procedimento, o medicamento é injetado no espaço epidural do lado de fora do canal espinhal.

É essencial que o especialista seja capacitado para esse procedimento específico, para que possa realizá-lo com segurança. As injeções nessa área afetam diversos nervos.

O nervo ciático em questão é composto por vários nervos, fazendo com que esse método terapêutico em particular seja mais eficaz. Essa injeção também é feita sobre a fluoroscopia e pode surtir efeito no paciente logo após a aplicação, mas o real efeito desse tratamento é percebido pelo paciente após alguns dias. Dessa forma, geralmente é necessária a aplicação de mais uma ou duas doses depois de um período de seis meses. Após essas outras doses o próprio corpo dará conta do processo de regeneração.

As injeções de bloqueadores de raízes nervosas atuam especificamente em um nervo, de maneira oposta à injeção epidural de esteroide. Antes de realizar tal procedimento, o especialista aplica um anestésico para avaliar se o nervo desejado foi alcançado. O aplicador dessa injeção deve inseri-la cuidadosamente no local de saída do nervo da coluna vertebral, não ocorrendo a injeção no nervo, mas sim em seu arredor. Esse procedimento pode ajudar a encontrar o nervo que está causando sintomas, auxiliando os procedimentos cirúrgicos. Em alguns casos, ocorrem diversas tentativas para se localizar o nervo certo, mas mesmo assim o processo dura cerca de 10 minutos. Esse procedimento pode ser mais eficaz por conta de sua capacidade de especificar o nervo afetado, útil para dores nervosas e do nervo ciático.

TERAPIAS COM ESTIMULAÇÕES ELÉTRICAS

Esse é um método que ainda não possui eficácia completamente provada, podendo ser um tratamento útil para algumas pessoas e para outras não. Baseia-se na ideia de que o sinal da dor é transportado pelo corpo através de sinais eletroquímicos, então se utiliza da eletricidade para bloquear esses sinais e, consequentemente, bloquear a dor.

A estimulação elétrica nervosa transcutânea (TENS) está presente como tratamento há cerca de 30 anos e consiste, basicamente, na aplicação de impulsos elétricos pela pele através de pequenas pás fixadas pelo corpo, que são ligadas por fios a um dispositivo portátil. Esse método de tratamento tende a ser utilizado por fisioterapeutas e funciona por meio do estímulo de fibras nervosas para inibir a dor. Pode, também, estimular a liberação de endorfina pelo corpo, um anestésico natural, e o aparelho pode ser adquirido pelo próprio paciente, para utilizá-lo em casa.

A estimulação nervosa elétrica percutânea se diferencia do TENS por conta dos estímulos elétricos serem aplicados por baixo da pele, sendo, dessa forma, utilizado agulhas ao invés de pás para aplicar os impulsos elétricos. Há alegações de que esse método seja mais eficaz que o TENS pela maior facilidade de os impulsos elétricos alcançarem os nervos.

ÓRTESE

As órteses são dispositivos ou ferramentas que ajudam a sustentar o corpo e também podem corrigir a postura da pessoa. Uma das órteses que podem auxiliar na correção da coluna é a que mantém os ombros para trás e a cervical ereta, úteis em atividades que exigem muitas horas sentado.

Além disso, esses dispositivos podem restringir movimentos, o que pode ser favorável em processos de recuperação após cirurgias. Entretanto, os profissionais indicam o uso dessas ferramentas apenas em curtos períodos, enfatizando o fortalecimento muscular como a melhor forma de manter a coluna saudável.

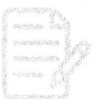

"

NESTA SEÇÃO:

• Conheça os métodos complementares aos tratamentos convencionais da dor nas costas

"

TRATAMENTO ALTERNATIVO: SABEDORIA MILENAR QUE AJUDA A ALIVIAR A DOR

- **Quiropraxia;**
- **Acupuntura;**
- **Massagem;**
- **Biofeedback;**
- **Ultrassom;**
- **Terapia inversa;**
- **Proloterapia.**

A Organização Mundial da Saúde (OMS) define que a Medicina Alternativa e Complementar (MAC) equivale a práticas de saúde não utilizadas na medicina convencional do ocidente. São aquelas realizadas mais comumente no oriente e inclui a Medicina Tradicional Chinesa (MTC), Medicina Ayurveda

Hindu, Medicina Unani Árabe, como também as formas de medicina dos povos originários indígenas. Aqui mesmo no Brasil, talvez você tenha uma referência, em sua própria família, de costumes ancestrais que ainda estavam no cotidiano dos seus pais e avós, como preparar um chá especial para lidar com determinado sintoma e inflamação. Pode-se entender que este costume pertenceu às práticas médicas dos povos nativos, que passaram adiante por gerações até chegar em você. Dentre as estas medicinas alternativas, destacam-se as medicações com ervas, fitoterapia, além dos tratamentos sem remédios, mas com uma intervenção no local da dor, como acupuntura, acupressão, quiropraxia, entre outros. Esse tipo de abordagem compreende as doenças como um conjunto de fatores que levam ao desequilíbrio e desarmonia do corpo, não como um evento isolado causado por um único fator externo. São também menos invasivas, mais gentis e baseada em princípios da natureza, voltadas para uma visão holística do ser humano, isto é, corpo, mente e espírito. Vale ressaltar que esses procedimentos podem ou não possuir base científica, sua eficácia é muitas vezes atrelada à satisfação dos pacientes que passaram por alguns desses procedimentos do que por estudos científicos.

No Brasil, o Ministério da saúde criou o Plano Nacional de Práticas Integrativas e Complementares (PNPIC) com o intuito de aumentar o alcance dessas terapias por meio do Sistema Único de Saúde (SUS). Trata-se de métodos terapêuticos que unem a medicina convencional, que utiliza remédios, com a MAC, junção que possui comprovação científica e tem demonstrado maior segurança e efetividade em diversos tratamentos da dor.

QUIROPRAXIA

Esta é uma prática alternativa que busca realinhar a coluna da pessoa, por meio de técnicas manuais. Durante o decorrer da vida, as vértebras podem se desalinhar por diversos motivos, como má postura, exercícios físicos estressantes, repetitivos ou lesões. Uma característica curiosa e marcante da quiropraxia é que durante o manuseamento da coluna é possível escutar estalos dos ossos. Embora possam causar estranhamento ou susto nos mais desavisados, os barulhos não estão relacionados a nenhuma lesão. A teoria mais difundida para explicar este fenômeno é a de que ocorre a liberação de ar que estava confinado dentro das articulações. Destacamos, porém, que essa prática não é indicada para qualquer pessoa, pois pacientes que possuem qualquer doença que enfraquece os ossos, como osteoporose, artrite reumatoide ou câncer nos ossos, podem sofrer danos em sua estrutura óssea. Da mesma forma que os médicos convencionais, o quiroprata irá tentar rastrear a origem da dor na coluna do paciente. Para isso, fará uma série de perguntas e até mesmo observará a forma de andar, sentar, deitar e levantar dessa pessoa. Apenas após o diagnóstico de sua dor é que esse profissional alinhará a coluna. Como principais ferramentas, o quiroprata utiliza a força de suas mãos e uma mesa suspensa para o alinhamento dessa estrutura. Além disso, ele também realiza movimentos de rotação para tentar alcançar a posição correta. O alívio atrelado a este tratamento pode ser sentido logo após a sessão ou apenas depois de algumas sessões, variando para cada caso. É importante que, além da prática manual, os profissionais dessa terapia indiquem exercícios para que não ocorra novamente o desalinhamento da coluna.

ACUPUNTURA

A acupuntura é um tratamento típico da MTC, entre os propostos pela PNPIC do SUS. Na medicina chinesa, a saúde é estruturada de maneira sistemática e abrangente, com base na percepção das leis fundamentais que governam o funcionamento do organismo humano e sua interação com o ambiente em que vive. Assim, o adoecimento é visto como um sinal de que algo deve mudar na vida da pessoa, seja um hábito maléfico ou até mesmo o ambiente em que vive. A fluidez é compreendida como necessária para se manter o estado harmônico e saudável do ser humano. A acupuntura é um método terapêutico que consiste na punção de pequenas e sólidas agulhas em pontos específicos do corpo, chamados de acupontos. Você já deve ter visto — se não experimentou ainda esta técnica — imagens de pessoas deitadas em uma mesa, com numerosas agulhas posicionadas em suas costas, por exemplo. Os acupontos são regiões da pele que possuem diversas terminações nervosas sensoriais. Por meio da estimulação deles ocorre a melhoria na saúde, diminuição de dor ou, ainda, a modificação do estado geral do paciente. Entre os benefícios terapêuticos, podemos listar:

- Modificação da circulação sanguínea;
- Relaxamento muscular;
- Diminuição da inflamação e dor;
- Liberação de endorfinas, promovendo analgesia.

As agulhas são finas o bastante para, na maior parte das vezes, não gerar dor no paciente nos cerca de 20 minutos em que ficam posicionadas. O respaldo científico desse tipo de tratamento é admitido pela OMS, que recomenda essa prática para alguns tipos de doenças.

MASSAGEM

Por meio de estudos científicos, já foi comprovado que a massagem possui mais benefícios do que apenas o relaxamento, como ajuda no alívio de dores crônicas ou agudas, por meio da liberação de substâncias naturais que reduzem a dor, como endorfinas. Isso acontece porque quando o corpo relaxa produz esses hormônios ligados ao bem-estar os libera na corrente sanguínea. A massagem também possui raízes na medicina chinesa, que há milênios a exerce para combater diversos males do corpo.

Existem diferentes tipos de massagens ou modalidades, a maioria baseada no que é denominado massagem sueca, que possui quatro técnicas principais: acariciar, comprimir, friccionar (basicamente pequenos movimentos circulares) e tocar repetitivamente. A pressão com que é realizada essas massagens variam de acordo com a necessidade de cada paciente e o uso de óleos essenciais ajuda no deslizamento das mãos. Por isso, é fundamental que haja comunicação entre terapeuta e massageado, para que a sessão seja o mais proveitosa e eficaz possível. A massagem é boa, especialmente, para o relaxamento de um músculo que está tenso.

Shiatsu é uma modalidade de massagem que une esse manuseio com a acupressão, técnica semelhante à acupuntura, porém no lugar de agulhas são os dedos do terapeuta que exercem a pressão nos acupontos. É importante eleger um bom massagista para realizar o procedimento e que ele realize uma série de perguntas relacionadas ao seu estilo de vida, com o intuito de compreender de onde pode ter surgido a dor que você sente na coluna, para, assim, determinar os pontos mais adequados de trabalho. Por fim, talvez sejam necessárias diversas sessões antes que se possa sentir o benefício completo dessa terapêutica.

BIOFEEDBACK

Você já pensou em como seria conectar-se a uma máquina que rapidamente sinaliza como está a sua saúde? O *biofeedback* faz algo semelhante a isso: um aparelho capaz de medir os estados fisiológicos, como a temperatura corporal, a pressão sanguínea e a atividade elétrica dos músculos, que funciona por meio de pás com eletrodos que são colocados no corpo do paciente e então conectados ao dispositivo. Um monitor mostra os resultados instantaneamente por meio do piscar de uma luz ou por sons de bipe. Ao colocar essas pás nos músculos das costas que estão tensionados, o aparelho indicará a presença da tensão por meio de aumento da frequência do piscar da luz ou dos bipes. Enquanto estiver conectado, o paciente pode tentar realizar técnicas de relaxamento para diminuir a tensão destes músculos, que será confirmada também pela minimização do disparo do aparelho de *feedback*. Ou seja, na prática, esse aparelho ajuda no autoconhecimento, como um guia para a identificação do local de tensão e se os métodos de relaxamento realmente funcionam naquele momento. O objetivo final do tratamento de *biofeedback*, portanto, é que o paciente consiga compreender o local de tensão por contra própria, o tempo que pode levar até conseguir controlar os sintomas e que aprenda a realizar as práticas terapêuticas que levam ao relaxamento e reduzem a dor. Dessa forma, é importante que se consiga realizar diversas sessões com esse dispositivo, para que o paciente consiga obter essa habilidade.

ULTRASSOM

Nos tratamentos que utilizam o ultrassom, uma máquina que aplica ondas de som com alta frequência será utilizada em músculos tensos, com o intuito de relaxá-los. Para imaginar isso, se você é fã da sétima arte, talvez tenha assistido à séries e a filmes de super-heróis, onde um ou outro tenha as ondas sonoras como poder. Na série *Arqueiro Verde*, por exemplo, a personagem *Canário* emite ondas sonoras tão altas que são capazes de mover objetos e ferir pessoas. O nosso tratamento, no entanto, é livre de dor e as ondas não podem ser escutadas pela audição humana. Somente profissionais capacitados devem realizá-lo, como fisioterapeutas. O especialista irá utilizar um gel frio para conduzir esse procedimento em seu paciente, onde as ondas serão absorvidas pelo corpo, esquentando-o de tal forma que aumenta a circulação sanguínea da região. Em alguns casos, é possível que o terapeuta utilize um anti-inflamatório misturado ao gel, para promover maior absorção das ondas. No geral, esse tratamento é mais caro que os demais.

TERAPIA DE INVERSÃO

Você já imaginou que ficar de cabeça para baixo pode aliviar sua dor nas costas? Nessa curiosa terapia, o paciente é posicionado exatamente assim, com o benefício de aliviar a pressão exercida tanto pelo corpo quanto pela gravidade sobre a coluna espinal e os discos intervertebrais. Os músculos que estão em volta da coluna também irão relaxar.

Vale destacar que não é necessário — nem aconselhável — que o indivíduo fique sobre sua cabeça, pois isso poderia causar alguma lesão sobre a coluna cervical, pelo excesso de pressão sobre essa estrutura. Dito isso, vamos esclarecer: não é preciso ficar completamente de cabeça para baixo: alguns graus para trás, como 5 ou 10, já ajudam a proporcionar este alívio sobre as estruturas da coluna.

Um dos métodos seguros e usuais para realizar essa terapia é utilizar o que se chama de mesa de inversão. Como visto anteriormente, os discos intervertebrais são os maiores órgãos do corpo que não possuem um suprimento sanguíneo, dessa forma, esses órgãos se nutrem por meio dos ossos à sua volta. Ao realizar a terapia inversa, os nutrientes irão percorrer pelos discos intervertebrais de maneira facilitada, de tal forma que essas estruturas ficariam mais hidratadas e altas. É recomendado que o paciente teste as cadeiras de inversão antes de adquiri- -las, possivelmente fisioterapeutas possuem esse equipamento e, também, que um médico seja consultado antes de realizar tal procedimento. Afinal, pode não ser indicado para pessoas com certas condições de saúde, como pressão alta, descolamento de retina e glaucoma, que sofrerão lesões ao tentar essa terapia.

PROLOTERAPIA

Certamente, você já ouviu, em algum momento, a ex- pressão que diz que *o ataque é a melhor defesa.* Pensar nesse procedimento pode remeter a essa ideia, como você verá a seguir. Antes de continuarmos, vale ponderar que, embora ele faça parte, não é considerado holístico e sim uma terapia invasiva. A finalidade da proloterapia é estimular o crescimento de tendões e ligamentos, ambas estruturas que auxiliam na estabilização da coluna. Essa terapêutica é recomendada para pacientes que possuem doenças que degeneram o disco intervertebral, realizada por meio da injeção de uma solução leve, tipicamente água e açúcar, nos tendões e nos ligamentos acometidos. Essa mistura causará uma inflamação local de enfraquecimento dessas estruturas, aumentando tanto o suprimento sanguíneo da região quanto os nutrientes que irão estimular a regeneração espontânea do tecido, promovendo um melhor suporte para a coluna. Talvez sejam necessárias diversas aplicações para obter o efeito desejado. Todavia, vale ressaltar que essa terapia ainda possui resultados inconclusivos de eficácia, dessa forma não é possível afirmar que a diminuição da dor irá ocorrer.

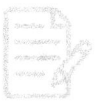

"

NESTA SEÇÃO:

- Administrando a dor crônica

- A relação da dor com o cérebro

- Medicamentos que podem aliviar essa dor

- Procedimentos médicos

- Terapias emocionais e espirituais

"

DOR CRÔNICA: CONHEÇA AS POSSIBILIDADES DE CONTROLE

ADMINISTRANDO A DOR CRÔNICA

A dor crônica pode ser definida como uma dor que dura mais de seis meses. O que pode ser frustrante é não saber o motivo de essa dor continuar mesmo depois de fazer o tratamento para complicações na coluna. Acredita-se hoje que, por alguma razão, nosso sistema nervoso continue mandando sinais de dor após a lesão ter sido tratada. Então para ter sucesso no tratamento da dor crônica, deve ser feito um acompanhamento com diversos profissionais, incluindo tratamentos com medicações, fisioterapia e para dor psicológica. Os médicos especialistas em dor geralmente variam suas abordagens de tratamento conforme suas formações, porque cada um enxerga a dor por uma perspectiva diferente.

A DOR E O CÉREBRO

Assim como foi discutido nos capítulos anteriores, a dor aguda (caracterizada por ser profunda e intensa) pode fazer com que o sistema nervoso fique mais sensível do que o normal, fazendo até um pequeno desconforto parecer uma dor insuportável. Novos estudos buscam entender como o cérebro processa a informação e a memória (fenômeno que chamamos de neuroplasticidade) e estão nos ajudando a entender como o cérebro e essa neuroplasticidade se relacionam com a dor. Dessa forma, os pesquisadores podem desenvolver caminhos melhores de evitar que a dor crônica apareça, porque, até o momento, os tratamentos disponíveis para dor crônica apenas a tornam mais tolerável.

A neuroplasticidade é um conceito relativamente novo e explica como o sistema nervoso participa da memória. Quando aprendemos coisas novas ou vivenciamos eventos e situações importantes, os nervos enviam sinais entre si, criando conexões. No decorrer das repetições e da intensidade dessas conexões, novos caminhos no sistema nervoso são formados (como quando se aprende a andar, ação que se torna natural depois de certa prática). O sistema nervoso é capaz de aprender qualquer coisa, inclusive a sentir dor, e quando essa dor é intensa e de longa duração o sistema nervoso central pode ser reprogramado para sentir sempre essa dor.

MEDICAÇÕES

Infelizmente, para muitos pacientes que sofrem com a dor crônica, medicações encontradas nas prateleiras das farmácias não são suficientes para ajudar. Os médicos geralmente começam prescrevendo doses baixas de medicamentos, o que é importante porque o paciente com dor crônica tem de tomar medicações continuamente.

É importante ter em mente que esses medicamentos não irão curar a dor, mas somente ajudar a aliviá-la para que o paciente possa viver a vida normalmente. As medicações para dor crônica são semelhantes àquelas que se toma em casos de dores agudas ou pós-cirúrgicas, mas são frequentemente prescritas de forma combinada. Esses medicamentos incluem antidepressivos, agentes neuropáticos, relaxantes musculares AINES (anti-inflamatórios não esteroidais), opioides e esteroides.

• Os antidepressivos são capazes de bloquear os sinais de dor no cérebro, além de poderem ajudar o corpo a liberar endorfinas, uma substância natural que auxilia no combate à dor. Lembre-se sempre que esse tipo de medicação deve ser prescrita pelo seu médico.

• Agentes neuropáticos são destinados a tratar os problemas de dor crônica relacionados a danos nervosos ou nervos com muita sensibilidade. Essa medicação muda o caminho que a dor faz ao viajar pelo nervo e essa mudança pode ser interpretada pelo cérebro.

• Os AINES (anti-inflamatórios não esteroidais), como o próprio nome indica, combatem o processo inflamatório, diminuindo a dor.

• Esteroides também são utilizados para reduzir a inflamação, mas são medicações muito mais fortes e podem ter efeitos colaterais significativos. Os médicos geralmente recorrem a essa opção só se os anti-inflamatórios forem insuficientes.

• Os opioides trabalham impedindo a dor de chegar ao cérebro. O problema com esse tipo de medicação é que o corpo metaboliza o medicamento muito rápido, então é necessário aumentar a dose ao longo do tempo. Desse jeito, quanto mais tempo usando opioides, maior será a dose no final.

ESTIMULAÇÃO NA MEDULA ESPINHAL

Essa terapia envolve o uso de eletricidade de baixa voltagem para bloquear a transmissão da dor através da medula espinhal antes que ela chegue ao cérebro. Um pequeno gerador de pulsos elétricos é conectado a eletrodos que são implantados por baixo da pele através de toda a região da medula espinhal. Quando esses eletrodos são ativados, a eletricidade toma conta do impulso nervoso da dor, causando apenas um leve incômodo.

Essa terapia, no entanto, não é para todos, sendo recomendada apenas se as outras opções de tratamento falharem na contenção da dor. O paciente também fica com algumas limitações, como não poder realizar exames de ressonância magnética e às vezes o aparelho pode ter seu desempenho prejudicado por conta de cicatrizes. Além disso, essa opção de tratamento costuma ter um preço bem elevado.

BOMBA DE INFUSÃO INTRATECAL

Diferentemente das medicações tomadas em forma de comprimidos, esse tipo de tratamento direciona a medicação através de uma bomba (um pequeno equipamento implantado na pele) diretamente no canal espinhal. Ao entregar a medicação no local exato há menos efeitos colaterais, fator que tornou essa alternativa a mais comum no caso de ser preciso usar medicamentos mais fortes, como morfinas. A quantidade da medicação e o intervalo de tempo em que é liberada são determinados através de um chip de computador.

Os pontos negativos desse tratamento são que de tempos em tempos (alguns meses) o paciente deve abastecer a bomba de infusão com mais medicamento e, em algumas raras vezes, pode ocorrer uma falha no dispositivo, fazendo com que seja liberada mais medicação do que o necessário (nesses casos o cirurgião pode remover a bomba de forma bem rápida). O lado bom é que os pacientes submetidos a esse tipo de tratamento relatam um alívio imediato da dor.

TERAPIA EMOCIONAL E ESPIRITUAL

A dor crônica pode mudar a sua vida, impedindo de realizar atividades do cotidiano, afetando seu corpo, mente e espírito. Estudos demonstraram que a dor crônica pode impactar em todo o funcionamento do corpo, incluindo as emoções. Isso pode fazer com que pacientes sofrendo de dor crônica estejam sujeitos a ter mais estresse, ansiedade, sonolência e depressão. Além disso, se o cérebro já está tão ocupado processando a dor, a mente não está livre para que se possa descansar de forma adequada.

É por esse motivo que buscar ajuda emocional e espiritual é tão importante quanto qualquer medicamento. A depressão e ansiedade podem acompanhar frequentemente os pacientes com dor crônica, portanto falar com um psicólogo especialista em dor pode ser uma boa opção. Não existe um método correto para lidar com as emoções enquanto estiver sofrendo de dor, o método correto é aquele que mais ajuda, o mais eficaz para cada um individualmente.

O estresse é uma das piores coisas que acompanham a dor crônica. Através de psicólogos e outros meios, pode-se aprender a reduzir esse estresse, como ao praticar métodos de meditação.

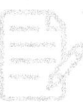

"

NESTA SEÇÃO:

- Procedimentos minimamente invasivos

- Cuidados pós-operatórios

"

TRATAMENTO CIRÚRGICO: INTERVENÇÕES MINIMAMENTE INVASIVAS

Neste capítulo serão abordados os tratamentos menos invasivos para dores relacionadas à coluna: os procedimentos cirúrgicos. Mesmo que sejam descritos pela palavra "invasivos", esses procedimentos não são necessariamente muito complexos ou com uma necessidade de invasão profunda ou extensa no corpo.

Com o avanço da medicina, cada vez mais novos procedimentos pouco invasivos estão disponíveis como formas de intervenção, sendo chamados assim porque seu procedimento é realizado com o mínimo de invasão ao corpo do paciente sem perderem sua eficácia. Geralmente, as cirurgias de coluna não são realizadas de imediato (sendo preferível o tratamento através de outros procedimentos, como os descritos nos capítulos anteriores), mas sim em casos de emergência ou em condições raras como câncer, infecções, síndromes da cauda equina ou traumas que causam danos à medula espinhal.

O que determina se um procedimento cirúrgico será realizado ou não é a decisão entre o paciente e o médico, exclusivamente. Na maioria das vezes, esses procedimentos são realizados com o intuito de aliviar a pressão sobre algum nervo (causas já vistas em capítulos anteriores) ou para estabilizar algum segmento da coluna vertebral. Como há diferentes causas para essas condições é necessário que ocorra algum procedimento diagnóstico para identificar o motivo da dor e escolher com precisão a cirurgia a ser feita. É importante ressaltar que os médicos que realizam estes procedimentos são especialistas em neurocirurgia ou são cirurgiões ortopédicos, de preferência especializados em coluna.

Por meio de dados estatísticos já foi levantado que os procedimentos cirúrgicos não necessariamente aliviam a dor do paciente, que pode continuar após a operação. A porcentagem de falha nas cirurgias para aliviar a dor estão entre 10% e 40%. Em jargão médico, as que não obtiveram sucesso em diminuir ou eliminar a dor são denominadas de síndrome da falha de cirurgia de coluna. Nesses casos, o paciente pode ter que passar por outra cirurgia ou tentar outras abordagens. Essas falhas na cirurgia estão atreladas a diversos motivos, como cicatrização do tecido, instabilidade do tecido causada por alguma descompressão ou por expectativas muito altas em relação à correção da lesão. Entretanto, o fator mais relevante para a síndrome da falha de cirurgia de coluna é a dor persistente.

Por conta disso, é necessário que o médico avalie de maneira realista o caso do paciente, determinando se é viável realizar a cirurgia ou não. As cirurgias geralmente possuem tantos riscos quanto benefícios, sendo fundamental que o paciente e o profissional da medicina tenham esses pontos esclarecidos antes de realizar a cirurgia.

DESCOMPRESSÃO

Como mostrado no capítulo 3, existem 31 pares de raízes nervosas que saem da coluna espinhal por espaços entre as vértebras, os forames intervertebrais. Com o comprometimento desses espaços pode ocorrer a compressão dessas raízes, gerando dor no indivíduo. Dentre as condições que podem levar a esse quadro estão:

- Doenças degeneradoras de disco;
- Hérnia de disco;
- Esporão ósseo;
- Estenose espinal;
- Espondilose.

Ao passarem pelo forame intervertebral, essas raízes nervosas se tornam finas teias de nervos que se espalham pelo corpo, o que aumenta as chances do surgimento de dor crônica. A dor referida é uma dor sentida em alguma parte do corpo que não é a origem da lesão. Um exemplo é uma situação onde há o pressionamento de uma raiz nervosa na coluna em um local que possui nervos indo para o braço, sendo possível que a pessoa sinta dor nesse braço, mesmo que a origem da lesão seja na coluna. Com esse método cirúrgico, ocorre a descompressão do nervo e com isso a dor tende a diminuir ou sumir.

DISCECTOMIA

Neste procedimento ocorre a remoção de uma parte do disco intervertebral, geralmente a região que está causando o pressionamento de algum nervo. Há três variações desse procedimento:

- Discectomia clássica;
- Microdiscectomia;
- Discectomia percutânea.

Esses diferentes tipos variam de acordo com o tamanho da incisão no corpo do paciente e a escolha entre eles dependerá de cada caso.

A discectomia percutânea é a menos invasiva das três, porém apresenta uma menor efetividade para herniações maiores. Ela é realizada quando a hérnia de disco ainda não rompeu a camada externa, apenas se projetou para fora e nesse procedimento o profissional irá fazer uma pequena punção na pele para, com o auxílio de raio-X e agulhas, sugar para fora a parte do disco que esteja causando dor.

Na microdiscectomia, o cirurgião realiza uma pequena incisão (abertura) onde retratores tubulares ou lâminas são utilizados para empurrar para os lados os músculos e tecidos moles que se encontram na frente da lesão. Uma pequena quantia de ossos e ligamentos são removidos para que o disco herniado fique exposto e, por fim, dispositivos de aumento — como as lupas cirúrgicas — são utilizados para a identificação e remoção da região lesionada. Além disso, pode ocorrer a retirada de uma porção a mais do disco, para evitar a reincidência da hérnia.

Por último, a discectomia clássica realiza uma incisão mais extensa, que promove um maior campo de visualização do tecido. No entanto, na maioria dos casos, a microdiscectomia já possibilita campo de visão suficiente para que o especialista possa realizar o procedimento. Dessa forma, vale ressaltar que no procedimento de discectomia não é retirado o disco intervertebral por completo, pois uma parte é deixada para que se possa ter um suporte rodeando as vértebras.

Como já citado, com o advento da tecnologia novos procedimentos com menor invasão podem ser realizados — principalmente graças ao microscópio, lupas de aumento ou endoscópios, que dão um maior detalhamento da medula espinhal. Com frequência, os cirurgiões utilizam as lupas cirúrgicas, que são lentes ampliadoras utilizadas como óculos.

FORAMINOTOMIA

Como falamos anteriormente, o espaço entre as vértebras por onde saem as raízes nervosas é denominado forame intervertebral. Quando discos, ligamentos ou esporões ósseos projetam-se para esse espaço, o nervo que passa por ali pode ser apertado. No procedimento de foraminotomia partes do osso vertebral ou de tecidos em excesso são removidos para que se possa criar um espaço maior para o nervo passar. Esse procedimento consiste em fazer uma incisão na coluna com a separação dos músculos, de maneira semelhante à microdiscectomia. O excesso de tecido e/ou de ossos é removido desse orifício até que o nervo não esteja mais comprimido.

LAMINOTOMIA E LAMINECTOMIA

O canal espinhal pode se estreitar por conta de estenose espinhal, espondilolistese ou esporões ósseos. Nestes procedimentos, ocorre a abertura do canal espinhal por meio da remoção de uma seção do osso denominada lâmina. A diferença entre laminotomia e laminectomia está que na primeira ocorre uma abertura na lâmina, enquanto na segunda ocorre a remoção da lâmina ou de uma porção dela. Dependendo do caso e do estreitamento do canal pode ser necessário que uma ou diversas vértebras passem por esse procedimento. Caso uma grande quantia óssea seja removida no procedimento, pode ocorrer uma desestabilização da coluna vertebral, sendo necessário realizar um procedimento de estabilização, que será visto a seguir.

Mesmo que esse procedimento possa assustar em um primeiro momento, não é de muito risco à medula espinhal. Essa estrutura nervosa ainda estará protegida por ossos à sua volta, como também músculos e tecido conjuntivo. Pacientes que passam por essa cirurgia podem voltar às suas vidas cotidianas sem restrições, após o período de recuperação.

ESTABILIZAÇÃO DA SUA COLUNA

Diversos fatores podem desestabilizar a coluna, como artrite, osteoporose ou a remoção de um disco intervertebral. Entretanto, se a coluna se torna muito instável, é possível que a dor piore. O objetivo dessas cirurgias é estabilizar a coluna e evitar o surgimento ou a piora da dor.

ARTRODESE

Esse procedimento, com o objetivo de estabilizar mais a coluna, consiste basicamente de uma fusão entre duas ou mais vértebras formando um só "bloco ósseo". Você pode até pensar que fusões desse tipo podem limitar sua mobilidade, e isso é verdade se comparar com uma pessoa sem problemas na coluna. No entanto, esse procedimento pode representar uma salvação para pacientes com as articulações da coluna deterioradas e com ossos obstruindo a passagem nervosa (fatores que causam muita dor). Algumas pessoas, inclusive, relatam uma melhora na mobilidade, devido à extinção da dor ao realizar movimentos. Essa fusão ocorre, muitas vezes, de forma natural em nosso corpo após eventos traumáticos, então a cirurgia irá somente acelerar esse processo e liberar nervos que podem estar presos no meio dessa alteração óssea.

Nesse tipo de cirurgia o objetivo é somente imobilizar o segmento que está causando a dor e conectar as duas vértebras através do osso. Primeiramente o cirurgião irá estabilizar a coluna através de materiais como parafusos de aço ou titânio, agindo como um suporte interno. Depois será inserido um enxerto ósseo, que irá crescer entre as duas vértebras, o que demora cerca de seis meses.

PRÓTESE DE DISCO

Quando um disco intervertebral é completamente removido, algo deve ser inserido para entrar em seu lugar, impedindo que uma vértebra se apoie na outra. Nos casos em que o disco se delinear de forma severa, qualquer movimento na coluna irá causar um atrito entre as vértebras. Portanto, o paciente pode escolher entre a artrodese e a prótese de disco.

O desenvolvimento de próteses de discos artificiais teve início décadas atrás. Criar um dispositivo que possa ser utilizado

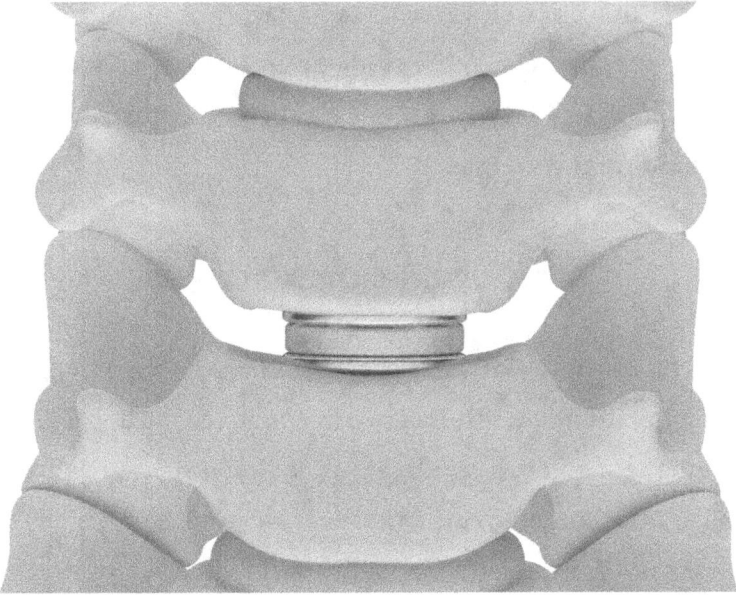

em pacientes com características distintas e que seja capaz de replicar os movimentos permitidos por discos naturais é uma missão bem difícil. Com o passar dos anos, esses dispositivos têm se tornado cada vez mais eficientes, fazendo com que duas placas de metal com um núcleo de plástico consigam realizar as mesmas funções de um disco normal.

REPARAÇÕES EM DECORRÊNCIA DE FRATURAS

Uma vértebra pode sofrer uma fratura em decorrência de um trauma ou de um tumor. Para pacientes com osteoporoses essas fraturas podem se dar, inclusive, por movimentos mais simples, como ao tossir. Devido à dor que essa fratura pode causar, e por colocar a integridade da vértebra em risco, a cirurgia é comumente considerada uma opção. A vertebroplastia e a cifoplastia são duas opções de procedimentos para pacientes que sofrem com essa lesão.

VERTEBROPLASTIA

A vertebroplastia é considerada um procedimento minimamente invasivo que resulta em uma pequena cicatriz e possibilita uma recuperação rápida. O procedimento ocorre através de uma agulha contendo cimento injetável, que será guiada através de raio-X até a vértebra fraturada. O cimento irá preencher essas microfraturas no corpo vertebral, ajudando a estabilizar a vértebra, o que irá demorar cerca de dez minutos.

CIFOPLASTIA

A cifoplastia é um procedimento um pouco mais recente, no entanto, bem similar ao da vertebroplastia. A diferença é que restaura a altura do osso. Uma vértebra fraturada pode colapsar, causando um efeito dominó e desalinhando outras vértebras. Por meio da cifoplastia, um balão temporário será inserido no interior da vértebra para restaurar a do local fraturado. Após a remoção desse balão, o cimento é colocado em seu local para preencher a área da lesão e restaurar o tamanho natural da vértebra.

TRATAMENTO PÓS-OPERATÓRIO

Recuperações pós-cirúrgicas podem levar dias, semanas ou até meses, dependendo do procedimento realizado e da condição do paciente antes da cirurgia. O tratamento pós-operatório inclui fisioterapia e um comprometimento em realizar atividades físicas. É necessário sempre seguir as recomendações do médico e de seu fisioterapeuta para uma recuperação mais rápida.

Uma boa recuperação pode começar ao se evitar três movimentos, pelo menos nos primeiros dias após a cirurgia, que causam impactos na coluna: agachar, levantar objetos e torcer as costas ou girar. Isso não quer dizer que você não conseguirá realizar esses movimentos nunca mais, só tente não causar muito estresse na coluna dias após o procedimento. O seu fisioterapeuta irá te ajudar a aprender como movimentar seu corpo sem causar danos à sua coluna.

Agora uma das melhores coisas que você pode fazer na sua recuperação é uma boa caminhada, uma das atividades mais fáceis de se realizar no dia a dia. Estudos comprovam os inúmeros benefícios de andar por pelo menos 30 minutos por dia, tente caminhar antes ou depois do trabalho, isso irá te ajudar na sua recuperação pós-operatória.

"

NESTA SEÇÃO:

• Conheça a medicina regenerativa

• Tipos de tratamento desta modalidade

"

MEDICINA REGENERATIVA: MODALIDADE QUE RESTAURA A SAÚDE DA COLUNA

Você já imaginou aquele cenário futurístico onde a saúde possa ser restaurada e o processo de envelhecimento é revertido? Para te ajudar nessa imaginação, a sétima arte já se antecipou e abordou o tema nas telas de filmes como *Prometheus, Passageiros* e *Elysium*. Nestes longas, o paciente entra em uma espécie de câmara, que com alguns comandos faz diagnósticos e processa terapias regeneradoras.

Na vida real ainda não chegamos a este nível, pelo menos no momento da escrita deste livro, mas a medicina caminha a passos largos nesta direção e cria excelentes oportunidades para tratamentos dos mais variados. Para começar, vamos entender afinal o que é essa medicina regenerativa que conhecemos hoje: de forma resumida, são processos terapêuticos com o objetivo de restaurar o funcionamento de determinada parte do corpo — células, órgãos e tecidos — por meio de ações que favorecem a renovação desta área. Isso é interessante, sobretudo, por estimular a cura até mesmo de componentes tão danificados que não haveria outra chance de reparo.

Como especialistas em coluna vertebral, somos entusiastas desta modalidade, cujos protocolos aprovados já trazem verdadeiro alívio para pacientes que sofrem com a dor nas costas, derivadas de lesões anteriormente irreparáveis na coluna e estruturas próximas que a afetam, como ligamentos, ossos, cartilagem, músculos, entre outros. Em um passado não tão distante, pensar em reparar um disco intervertebral danificado era impossível. Graças ao avanço da medicina nesta área, hoje já é uma realidade. Em um futuro próximo podemos dizer, por exemplo, que as expectativas da medicina regenerativa giram em torno da produção de novos órgãos para transplantes.

COMO FUNCIONA A MEDICINA REGENERATIVA

Esta modalidade de tratamento está sendo testada mundialmente. Nas estruturas da coluna vertebral, ou seja, dos tecidos musculoesqueléticos, existem ferramentas que podem combinar produtos ortobiológicos, que são componentes biológicos e químicos aplicados na área para agir em restauração. Alguns exemplos envolvem bactérias, células-tronco, Plasma Rico em Plaquetas (PRP), ácido hialurônico, e células de gordura (Lipogens), como veremos a seguir.

CÉLULAS-TRONCO

Trata-se de uma técnica de reposição ou reparo de um tecido, órgão defeituoso ou doente, por meio de células obtidas *in vitro* (produzidas em laboratório) para serem utilizadas *in vivo* (em uma pessoa). As células-tronco têm o poder de se regenerar, criar novas células e reparar outras células, tecidos e órgãos. Estão presentes em nosso corpo desde a formação, mas na fase adulta se concentram apenas em determinadas partes, como na medula óssea.

A terapia celular utiliza células-tronco multipotentes, que se diferenciam no tecido que será substituído; ou/e por meio de produtos biológicos, ou seja, encontrados no próprio corpo do paciente, como Plasma Rico em Plaquetas (PRP), ácido hialurônico, Gel de Plaquetas (GP) que apresentam a função de induzir a migração de células-tronco para o tecido/órgão lesado, para estimular sua proliferação e consequente reparo do tecido. Em outras palavras, com o passar do tempo as células do nosso corpo perdem a capacidade de se regenerar sozinhas, por isso ocorre o envelhecimento. A terapia celular vai estimular o local lesionado a se curar, com o incentivo das células que têm essa capacidade de regeneração. Porém, esse reparo é um processo biológico extremamente complexo que envolve diversos fatores, como a idade, local e profundidade da lesão, assim como comorbidades como diabetes e infecções concomitantes. Além disso, esse complexo processo é facilitado por moléculas conhecidas como fatores de crescimento, que são extremamente importantes no papel de interação e troca de informações biológicas. O processo de regeneração acontece quando as moléculas de fatores de crescimento são sintetizadas por células envolvidas no processo de regeneração e atingem uma concentração adequada.

Clinicamente, começou a ser possível a utilização de diversas aplicações utilizando infusão de células-tronco e/ou gel de plaquetas (GP), às vezes combinado com biomateriais, utilizados atualmente em situações em que não há outro tratamento disponível. Logo, essas combinações são um tratamento da medicina regenerativa. Também houve bons resultados dessa prática em cirurgias vasculares, faciais e maxilares, medicina estética e cirurgias ortopédicas.

O gel de plaquetas (GP) estimula as células envolvidas no reparo tecidual a migrarem para a área lesionada, induzindo a proliferação celular no local e a produção de colágeno e tecido conjuntivo. O GP também é capaz de propiciar a migração de células-tronco mesenquimais para a área afetada e estimular sua proliferação.

As células-tronco mesenquimais são multipotentes e uma variedade de tipos de células faz parte dessa classe. Elas são derivadas de células mesenquimais da medula óssea (BMAC) ou da gordura (lipogens) e dentre as células que podem se diferenciar a partir destas estão os osteoblastos, condrócitos,

miócitos, adipócitos e as células beta do pâncreas. As células-
-tronco mesenquimais conseguem reconstituir um tecido, mas
não conseguem reconstituir um órgão. Assim, essas células não
são capazes de se diferenciar em ambas as linhagens de tecido
mesenquimal (localizados ao redor de vasos sanguíneos) e de
tecido não mesenquimal ao mesmo tempo. No entanto, elas
também agem de forma imunossupressora, que consiste no
combate às possibilidades de rejeição ao tratamento.

REGENERAÇÃO DO SISTEMA MUSCULOESQUELÉTICO

Na estrutura da cartilagem óssea, a combinação das células-tronco com o PRP promove o que chamamos de angiogê-
nese, que é o aumento da vascularização da região a partir de
vasos sanguíneos das proximidades. A área mais vascularizada
recebe nutrientes que estimulam a própria regeneração. Esse
produto biológico também envolve-se em diversas funções
para otimizar a reparação dos tecidos, como a otimização da
liberação de hormônios pelas células próximas, controle das
reações químicas metabólicas para estabilizar as ações de desgaste e morte celular e ampliar os fatores de crescimento e
cicatrização de feridas.

Os discos intervertebrais são componentes sem vasos sanguíneos e com poucas células-tronco para auxiliar na própria
restauração. Desse modo, o desgaste natural que ocorre ao longo da vida culmina em ressecamento, perda da densidade do

núcleo pulposo e desequilíbrio entre os processos de reparação e degeneração das próprias células. Como resultado, perdem altura, têm reduzida sua capacidade de amortecimento dos impactos gerados pelos movimentos do corpo, causando grandes prejuízos à coluna vertebral. O principal sintoma relacionado à degeneração dos discos intervertebrais é a dor nas costas e pescoço, com intensidade que vai variar de acordo com a evolução do problema e o estado geral de saúde do paciente.

Para estes casos, as células-tronco mesenquimais (MSC) têm se mostrado excelentes opções para favorecer a restauração destas estruturas, uma vez que se assemelham com o material do núcleo pulposo e estimulam todo o microambiente na redução de fatores inflamatórios e no aumento dos fatores regeneradores e hidratantes. Para a condução deste tratamento, as células mesenquimais podem ser infiltradas diretamente na veia ou entre duas vértebras, por meio da punção lombar, para que atuem diretamente nas áreas selecionadas. Como resultado, os discos intervertebrais têm sua estrutura e funções restauradas, permitindo ao paciente curar-se de patologias discais e ter uma nova chance de viver uma vida sem dor.

Como você pôde observar nestas páginas, existe um processo natural do corpo de renovação e desgaste das células do nosso corpo, incluindo na coluna vertebral, que atuam em equilíbrio até que, dependendo de uma série de fatores — que podem ser genéticos, por envelhecimento ou doenças — sofrem um desequilíbrio que levam à perda da capacidade regenerativa e ao aumento do desgaste e envelhecimento das estruturas. Na coluna vertebral, desencadeia-se então uma série de lesões que causam dores agudas e crônicas e envolvem o paciente numa espiral de efeitos que vimos anteriormente, como isolamento social, depressão, tristeza, incapacitação a uma vida produtiva e ativa, entre tantos outros desdobramentos.

As possibilidades da Medicina Regenerativa, asseguradas pelo avanço da tecnologia na área, têm permitido o tratamento para a contenção ou mesmo reversão destes cenários de forma que antes eram impensadas, por meio de técnicas minimamente invasivas e totalmente seguras. Assim, cada vez mais pacientes podem se libertar das dores nas costas e desfrutarem de uma vida com mais qualidade.

Ao longo destas páginas, você pôde conhecer as estruturas e funcionamentos da sua coluna vertebral; entender o que é a dor, como ela age no corpo humano e as causas que podem levar à dor nas costas; conhecer como os seus hábitos podem colaborar para minimizar ou agravar estes quadros; informar-se sobre medidas caseiras para minimizar a dor; conhecer os profissionais multidisciplinares que tratam da dor nas costas; entender os tipos de tratamentos disponíveis para o tratamento da dor nas costas, sejam convencionais, cirúrgicos ou regenerativos.

Esperamos que, a partir destas informações, você consiga entender que viver uma vida sem dor nas costas é possível. Adote medidas no seu cotidiano e, se preciso, busque os tratamentos para alcançar a sua cura.

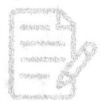

REFERÊNCIAS

1. McIntosh G, Hall H. Low back pain (acute). BMJ Clinical Evidence [Internet]. 2011 May 9;2011. Available from: https://www.ncbi.nlm.nih.gov/pmc/articles/PMC3217769/.

2. Parreira P, Maher CG, Steffens D, Hancock MJ, Ferreira ML. Risk factors for low back pain and sciatica: an umbrella review. The Spine Journal. 2018 Sep;18(9):1715–21.

3. Sarrami P, Armstrong E, Naylor JM, Harris IA. Factors predicting outcome in whiplash injury: a systematic meta-review of prognostic factors. Journal of Orthopaedics and Traumatology [Internet]. 2016 Oct 13 [cited 2019 Jul 21];18(1):9–16. Available from: https://link.springer.com/article/10.1007/s10195-016-0431-x.

4. Al-Khazali HM, Ashina H, Iljazi A, Lipton RB, Ashina M, Ashina S, et al. Neck pain and headache following whiplash injury. PAIN. 2020 Jan;161(5):1.

5. Overley SC, Kim JS, Gogel BA, Merrill RK, Hecht AC. Tandem Spinal Stenosis: A Systematic Review. JBJS Reviews [Internet]. 2017 [cited 2021 May 3];5(9):e2. Available from: https://journals.lww.com/jbjsreviews/Abstract/2017/09000/Tandem_Spinal_Stenosis__A_Systematic_Review.1.aspx

6. Bair MJ, Krebs EE. Fibromyalgia. Annals of Internal Medicine. 2020 Mar 3;172(5):ITC33.

7. Whitney E, Alastra AJ. Vertebral Fracture [Internet]. PubMed. Treasure Island (FL): StatPearls Publishing; 2022 [cited 2022 Nov 1]. Available from: https://pubmed.ncbi.nlm.nih.gov/31613453/

8. Shakil H, Iqbal ZA, Al-Ghadir AH. Scoliosis: Review of types of curves, etiological theories and conservative treatment. Journal of Back and Musculoskeletal Rehabilitation. 2014 Apr 1;27(2):111–5.

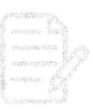

Título	Entendendo a dor nas costas
Formato	16,99x24,4 cm
Tipografia textos	Minion Pro
Tipografia títulos	Montserrat
Diagramação	Israel Dias de Oliveira

Editora Casa Flutuante
Rua Manuel Ramos Paiva, 429 - São Paulo - SP
Fone: (11) 2936-1706 / 95497-4044
www.editoraflutuante.com.br

www.ingramcontent.com/pod-product-compliance
Lightning Source LLC
Chambersburg PA
CBHW082213290526
45794CB00009B/3525